IO DORMO
tutta la notte

7 SEMPLICI PASSI
PER FAR DORMIRE
BAMBINI E GENITORI

Gabriella Dellisanti

Io dormo tutta la notte

7 semplici passi per far dormire bambini e genitori

© I edizione: agosto 2020

ISBN 9798673589786

www.resleeping.com

INDICE

CAPITOLO 8   147
E se non vuole dormire?

CAPITOLO 9   169
Le strategie parallele

Questo libro lo dedico a tutte le mamme che
ho incontrato nel mio percorso.

A tutte quelle mamme che seppur stanche
sono sempre state formidabili e non si sono
mai arrese.

A tutte quelle mamme che se sentivano il
bisogno di urlare lo facevano in silenzio, al
buio, continuando a lavorare strenuamente per
la famiglia, sebbene nessuno ci facesse caso.

A tutte quelle mamme a cui ho dato conforto,
ho abbracciato e consolato e con cui talvolta
ho pianto. A tutte quelle mamme che fanno
sempre il possibile per i loro cuccioli e spesso
si dimenticano di se stesse.

A tutte quelle mamme che passano notti insonni in cerca di una soluzione per far dormire il loro bambino.

A tutte quelle mamme che si sentono sbagliate e non sanno mai se stanno facendo la cosa giusta.

A tutte quelle mamme che si liberano dei pregiudizi e ascoltano il loro cuore per ripartire con la forza e l'amore che solo i figli danno.

Questo libro, infine, lo dedico a tutte le mie mamme che con le lacrime agli occhi mi hanno chiesto se sono buone madri… a loro ho sempre risposto che oltre a essere buone madri ci danno la possibilità di vivere in un mondo meraviglioso che grazie a loro si riempie d'amore.

PREMESSA

Ho scritto questo libro per mandare un messaggio a tutti i genitori che, confusi e disorientati, non riescono a far dormire i loro bimbi. Voglio che sappiano come aiutare i loro piccoli, per cui ho messo per iscritto tutto ciò che avevo dentro, tutto ciò che ho imparato proprio aiutando tanti genitori, al fine di creare una sorta di mappa che li possa guidare nel naturale percorso del sonno dei loro bambini.

Sulla base delle mie competenze, prima di educatrice dell'infanzia, poi di puericultrice, e della decennale esperienza a contatto con le famiglie, sono riuscita a delineare una serie di passi in grado di produrre dei cambiamenti nell'affrontare il sonno del bambino. Per questo motivo ho deciso di chiamarlo *metodo*, pur consapevole che non esiste nessun metodo scientificamente provato che possa far dormire un bambino e renderlo autonomo in questo. Mi sono inoltre impegnata a fondo per riuscire a chiarire a chi legge come questi passi siano di volta in volta adattabili a ogni tipologia di bambino e alla famiglia che vi si approccia, pur portando allo stesso risultato.

Dopo aver studiato a lungo come funziona il sonno nel bambino, diversi anni fa ho creato un primo metodo molto funzionale. Lavorando a stretto contatto con le famiglie che lo hanno adottato, mi sono però resa conto che si trattava di uno schema molto rigido. Funzionava molto bene, ma sacrificava alcuni importanti momenti di svago della famiglia per poter dare regolarità al bambino. Ho così deciso di sviluppare ancora meglio quel metodo finché non sono arrivata al metodo attuale: ReSleeping®, basato sull'addormentamento autonomo al fine di migliorare i risvegli notturni dei bambini da 0 a 3 anni. Questo nuovo metodo è davvero apprezzato dalle famiglie con cui lavoro in quanto mette al primo posto l'armonia familiare. È molto più flessibile del precedente e prevede nella sua attuazione un percorso che porta anche mamma e papà a ritrovarsi, divertirsi insieme e con il loro bambino, e a essere più sereni. Nonché, a dormire tutta la notte.

Alla base di tutto vi è la comunicazione, uno strumento che spesso i genitori non usano, pur essendo il più forte ed efficace mezzo che hanno a disposizione, in quanto sono convinti che un bambino piccolo non possa capirci, mentre invece capisce eccome. La comunicazione non è fatta solo di parole, ma di emozioni, stati d'animo, gesti e sguardi. Il bambino conosce molto bene le sfaccettature della comunicazione non verbale, in quanto è in questo modo che comunica, oltre al pianto, modalità di cui tutti i genitori sono già a conoscenza. Le due parti della comunicazione, quella emotiva e quella verbale, devono essere in sintonia quando i genitori comunicano col figlio, ovvero devono agire secondo ciò che pensano e dicono, altrimenti la comunicazione non riesce. Ed è proprio quando il genitore torna a comunicare con il linguaggio del bambino che tutto cambia e il bambino inizia a dormire sereno.

A dimostrare l'efficacia del metodo ReSleeping® sono le centinaia di testimonianze di famiglie che ho raccolto in tanti anni di consulenze personalizzate e che descrivono il miglioramento del sonno del bambino e il ritorno a una vita equilibrata. Molte di queste le potete trovare sia su Google che nel gruppo privato su Facebook ReSleeping® MOMs, dove si apprende e sperimenta il metodo insieme ad altre mamme. Il gruppo è una scuola per genitori in cui sono presenti i miei video esplicativi del metodo, e dove ogni settimana organizzo delle *Live* per approfondire alcuni argomenti su cui si hanno delle incertezze. Può essere inoltre considerato una sorta di luogo sicuro dove le mamme si supportano, incoraggiandosi a vicenda ed esultando tutte insieme per i progressi dei loro cuccioli. A volte sono le stesse mamme a pubblicare dei video in cui si raccontano, testimoniano i loro successi e fanno vedere come hanno organizzato l'addormentamento del loro bambino. Non mancano nemmeno i video dei papà, che girando attorno alla culla raccontano le favole della buonanotte.

Le storie più belle di questi meravigliosi anni le troverete sotto forma di testimonianze alla fine di ogni capitolo. Saranno gli stessi genitori a parlare della loro esperienza con il metodo ReSleeping® attraverso le loro parole. Se vorrete cimentarvi con il metodo ReSleeping® vi consiglio di entrare in questo bellissimo gruppo, vi aiuterà e vi permetterà di risolvere i vostri dubbi, sia per quanto riguarda il sonno che altri aspetti. Lì, infatti, sono presenti molti professionisti, oltre me, che possono rispondervi su temi come la psicologia, la pediatria e molto altro.

Nei miei tanti studi sul sonno dei bambini ho capito e visto con i miei occhi che se un bambino dorme tranquillo avrà molte più probabilità di essere un adulto equilibrato che affronta con serenità la vita, quindi risolvere i problemi legati al sonno è più fondamentale di quanto possa sembrare.

Buona lettura!
Gabriella Dellisanti

CAPITOLO 1

Togliamoci tutti i dubbi

Prendere sonno è cambiare lingua.
È entrare in un linguaggio che, ogni
notte, attende di essere tradotto.
– Fabrizio Caramagna

GLI APPROCCI AL SONNO

Nell'ambito del sonno del bambino esistono due approcci: il primo è chiamato NAP (*Night-time Attachment Parenting*) e l'altro è CIO (*Cry It Out*). Il primo si basa sui bisogni del bambino e sul contatto tra genitore e figlio, mentre il secondo si incentra sulla necessità del piccolo di imparare a dormire seguendo il metodo del pianto controllato. Tale metodo viene chiamato anche metodo Estivil, dal nome del pediatra spagnolo che ne ha parlato nel famoso libro *Fate la nanna*.

Personalmente non concordo con il metodo CIO, perché in base alla mia esperienza le necessità dei bambini vanno sempre seguite e interpretate, quindi seguo l'approccio NAP che è incentrato sui loro bisogni.

Esistono tante scuole di pensiero, ma per elaborare il metodo ReSleeping® mi sono basata su ciò che vivo ogni giorno da vent'anni con le famiglie e i bambini, invece di fermarmi alle teorie.

Dico subito che non sono contro nessuna scuola di pensiero riguardante il sonno, sono semplicemente a favore di tutto ciò che aiuta i piccoli a dormire sereni. Ribadisco questo concetto perché a volte le mamme mi chiedono agitate: «Allora io il bimbo non posso metterlo nel lettone», e io rispondo: «Perché no?» Nel senso che, se per te, mamma, è qualcosa che ti fa stare bene e il tuo bambino dorme tutta la notte, non c'è nessun problema.

Il criterio è: se ciò che fai ti rasserena e il bambino è tranquillo, va benissimo.

Per me non esiste nulla di sbagliato ma solo ciò che va bene per la mamma, per il bambino e per il papà, quindi per tutta la famiglia.

Conosco tante mamme che addormentano il figlio in braccio e lui poi dorme tutta la notte, quindi per loro va benissimo continuare in questo modo, poi magari però arriva il fratellino e ciò che facevano con il primo con il secondo non funziona. Cosa vuol dire? Che quella modalità di addormentamento non è adatta a tutti, ma bisogna trovare quella più giusta per ogni bambino.

La cosa più importante è che il genitore sia consapevole della strada che vuole percorrere e che lo possa fare liberamente senza sentirsi giudicato da nessuno.

Sentitevi liberi di scegliere l'approccio che più si con-fà alla vostra personalità, ma se continuerete nella lettura sappiate che il metodo ReSleeping® si basa sul NAP, quindi su di un contatto psicofisico in risposta al suo pianto.

I PRINCIPI DEL METODO

Grazie alla mia esperienza pluriennale con le famiglie, ho delineato alcuni principi imprescindibili che sono alla base del metodo ReSleeping® e che sono necessari per la sua applicazione.

1. Il metodo ReSleeping® si basa sulla comunicazione e sulle coccole

Secondo il NAP, approccio che si basa sull'accudimento del bambino, ogni volta che lui piange il genitore deve confortarlo. Alcune mamme hanno paura che così facendo possa sviluppare una cattiva abitudine che le porterà a doverli tenere in braccio continuativamente durante tutto il giorno, invece devono vederlo come un modo per far capire al bambino che la mamma è lì, con lui, e non deve preoccuparsi.

Sono convinta che il ruolo principale del genitore sia sostenere il figlio e se il bimbo piange, vuol dire che ha un'esigenza, quindi rispondere in modo positivo significa rinsaldare il legame con lui.

Il pianto del bambino è il suo modo di comunicare, di parlare quando ancora non verbalizza, invece l'errore più comune è quello di pensare che il bambino piange perché deve piangere e dopo un bel pianto allora dormirà. Quando piange, è fondamentale prenderlo in braccio per rassicurarlo, parlando con lui per spiegargli come si sente e insegnargli a gestire le sue emozioni. Non bisogna assolutamente farlo piangere da solo ma cercare di comunicare con lui, comprendere ciò che vuole dirci, al fine di ritrovare la sintonia che renderà sereni entrambi.

Spesso si pensa che per aiutare il bambino a dormire bisogna svolgere una serie di azioni pratiche, invece i primi punti del metodo non riguardano il Fare bensì l'Essere, il nostro stato d'animo e il modo di comunicare con nostro figlio.

I genitori devono essere uniti e sostenersi emotivamente perché è un percorso lungo e l'addormentamento all'inizio può durare anche ore.

La parte necessaria, di cui vi parlerò spesso, è proprio l'equilibrio emotivo tra i genitori, perché un figlio è il frutto dell'amore tra mamma e papà e non si deve perdere di vista l'obiettivo principale: costruire una famiglia felice.

2. Il genitore guida e il bambino segue

Tutte le azioni che i genitori compiono in modo casuale o non intenzionale, compiute non per volontà ma per inesperienza, per i bambini diventano un percorso.

Quando i genitori cercano di addormentare il bambino cullandolo, o dandogli il biberon, creano un percorso che il piccolo andrà sempre a ripetere al momento della nanna.

È molto importante capire che il bambino acquisisce uno schema in base ai comportamenti non intenzionali che i genitori applicano. Ripetendo sempre gli stessi gesti per farlo addormentare è come se gli insegnassero che è solo così che ci si può addormentare. Quindi, se ogni volta che il bimbo ha sonno, la mamma lo prende in braccio e lo ninna senza metterlo nel lettino, ma tenendolo sul petto perché ha capito che in quella posizione si addormenta in poco tempo, il piccolo automaticamente imparerà che l'unico modo per addormentarsi è sul petto della mamma ed è lì che vorrà tornare ogni volta che si risveglia, convinto che non riuscirà a riaddormentarsi se non in quella posizione. Attenzione, non sto dicendo che sia sbagliato prendere un bambino in braccio e portarlo al petto della mamma, quello su cui dobbiamo porre l'attenzione è l'associazione della modalità di addormentamento che andiamo a costruire, argomento che approfondirò nei prossimi capitoli.

Stesso discorso per i genitori che girano di notte per casa con il passeggino perché è l'unico modo che il piccolo conosce per addormentarsi.

Avendo capito come funziona il bambino, bisogna "impostare" intenzionalmente la modalità di addormentamento che si addice meglio sia a lui che ai genitori.

Se il genitore non si pone come guida/insegnante di vita, ma procede in maniera casuale, crea insicurezza nel bambino che sente di non avere un modello da seguire.

È come se una guida turistica non si preparasse prima il percorso e improvvisasse al momento senza sapere dove andare. Ovviamente i turisti si sentirebbero spaesati. Stessa cosa per i bambini che hanno un estremo bisogno di una guida preparata e sicura per imparare a gestire ogni aspetto dell'esistenza, compreso il sonno.

Compito di una buona guida è sempre tenere conto di ciò che il bambino desidera e delle sue esigenze, senza però lasciare che il piccolo passi al comando perché non può sapere cosa è meglio per lui semplicemente perché non ha ancora una struttura cerebrale ben sviluppata che gli permetta di prendere delle decisioni, motivo per cui ci sono i genitori ad aiutarlo e guidarlo.

A causa dell'inesperienza, non tutti i genitori riescono ad assumere il ruolo di guida né tantomeno a capire le esigenze dei figli, compiendo involontariamente una serie di azioni che possono portare a situazioni sempre più ingestibili.

Se il genitore non si pone come guida, il metodo ReSleeping® non funzionerà.

3. Il bambino capisce tutto fin dalla nascita

Già dalla gravidanza il feto percepisce tutte le emozioni della madre attraverso quella che viene chiamata intelligenza intrauterina. Il neonato magari non comprende il significato di ogni parola pronunciata dai genitori, ma sente i loro stati d'animo, capisce cosa vogliono dirgli attraverso l'espressione del loro viso e il tono della loro voce, ma soprattutto le loro vibrazioni emozionali. Bisogna assolutamente cancellare dalla mente ciò che si credeva fino a pochi anni fa, cioè che il neonato non capisse nulla: capisce eccome! E non solo, memorizza tutto nella parte più profonda del cervello, perciò è fondamentale comunicare con lui, spiegandogli bene ciò che sta per accadere, soprattutto se si tratta del cambiamento di un'abitudine ormai consolidata.

Dato che la sua comprensione si basa soprattutto sullo stato emotivo, affinché il bimbo sia tranquillo e sereno è necessario che innanzitutto lo siano i genitori. Se invece dentro di loro covano ansia, preoccupazione e insicurezza, il bimbo lo capirà e ne verrà immediatamente influenzato, anche se il genitore cerca di far andare tutto bene.

Attraverso la mia esperienza ho riscontrato che non appena la mamma raggiunge uno stato di tranquillità e sicurezza, il bambino inizia a seguire il genitore e quasi miracolosamente a dormire più sereno.

Ricordate che **i bambini parlano il linguaggio delle emozioni.**

4. L'appagamento del bisogno

Tutto il mondo del bambino ruota intorno ai genitori di cui ha estremo bisogno non solo dal punto di vista pratico, ma soprattutto affettivo, quindi i genitori devono capire che, per crescere un figlio sereno, devono per prima cosa **appagare il suo enorme bisogno di attenzioni e affetto.**

Se, per esempio, i genitori sono stati fuori tutto il giorno per lavoro, al loro ritorno a casa il bambino avrà bisogno di relazionarsi con loro attraverso il gioco e le coccole. Finché tale bisogno non verrà appagato, sarà molto difficile che lui dorma tranquillo, anche se ha giocato tutto il giorno con la tata o al nido. È dei genitori che ha bisogno e se non riesce ad averli durante il giorno, li cerca la notte risvegliando-si in continuazione per avere le loro attenzioni.

5. L'addormentamento deve essere autonomo

Mamma e papà non devono addormentare il bam-bino, ma aiutarlo a rilassarsi.

Uno degli errori più comuni che fanno i genitori è quello di cercare in tutti i modi di addormentare il bambino, anche a costo di cullarlo per ore tra le braccia o di fare su e giù per casa. Il mio metodo si basa invece sull'osservazione del bambino per capi-re **qual è il modo migliore per aiutarlo a rilassarsi**, perché se non si rilassa non riuscirà a dormire, nean-che se è stanco. Lo scopo del metodo ReSleeping® è quello di aiutare il bambino a riscoprire la sua natu-rale modalità di addormentamento.

Nel metodo il genitore non svolge la funzione di addormentatore ma bensì di rilassatore, attraverso il gioco, le coccole o la lettura. Molti bambini sono capaci di rilassarsi e addormentarsi in autonomia mentre ad altri è necessario insegnarlo perché non ci riescono da soli. Se l'addormentamento è legato a un'azione che svolge il genitore, come per esempio cullare in braccio, mettere il ciuccio o dare il biberon, il bambino non riuscirà mai ad addormentarsi in modo autonomo ma avrà sempre bisogno di un aiuto esterno e, se non lo riceve, piangerà perché da solo non è capace di rilassarsi e riaddormentarsi quando la notte si risveglia.

6. Il gioco non eccita ma rilassa

Spina dorsale del metodo ReSleeping® è il gioco, quindi vi dico subito che se volete far dormire il vostro piccolo tutta la notte, dovrete allenare la vostra pazienza ma anche la vostra creatività per costruire situazioni sempre nuove e coinvolgenti. **Tutto ciò che riguarda il mondo, i bambini lo imparano attraverso il gioco** e qualsiasi problema si può risolvere giocando.

Soprattutto se il bambino è eccitabile, cioè in perenne movimento tanto che anche da neonato muove spesso braccia e gambe, per rilassarsi ha bisogno di muovere il corpo attraverso il gioco. Non è detto che il bambino debba essere fermo e immobile per addormentarsi. Spesso quello che non viene considerato è che il bambino anche in questa fase si possa esprimere attraverso il movimento del suo corpo, ed è proprio questo tipo di movimento che lo aiuta a rilassarsi.

Il momento dell'addormentamento si divide in una fase di gioco attivo nel lettino che serve a far rilassare il bambino finché i suoi movimenti non diventano più lenti e stanchi, a quel punto comincia la fase passiva di gioco, in cui magari accarezza il pupazzo preferito e inizia a chiudere gli occhi. Se non lo facciamo esprimere attraverso la fase attiva, ma lo costringiamo subito alla fase passiva spegnendo tutte le luci e mettendo via tutti i giochi, il bambino fatica a rilassarsi e non vuole dormire. Se invece lo facciamo giocare attivamente prima fuori e poi dentro al lettino, lui assocerà il gioco all'addormentamento e sarà più disponibile.

7. Il metodo ReSleeping® non è uno schema rigido ma flessibile e prevede delle variabili

Nella fase iniziale di impostazione, sarà necessario essere un po' attenti e scrupolosi con le indicazioni date per porre delle basi solide, ma una volta che si è acquisito il metodo si può e si deve essere più flessibili.

Con il passare del tempo i genitori capiranno sempre meglio le esigenze del bambino, agendo di conseguenza. Ad esempio, se si accorgono che non ha ancora sonno e ha bisogno di continuare a giocare, anche se sarebbe ora di andare a dormire, possono benissimo ritardare la messa a nanna.

Dopo aver impostato correttamente il metodo, tenere conto delle variabili è fondamentale perché **la**

vita è fatta di cambiamenti continui che il bambino deve imparare ad affrontare. Come può accadere durante il week end, quando si mangia o si dorme fuori casa, o in vacanza quando è necessario essere flessibili sia negli orari della routine giornaliera che nelle modalità della pappa e del sonno. Infatti, già da quando il bimbo ha tre o quattro mesi consiglio alle mamme di provare a farlo dormire ogni tanto anche sulla sdraietta, sul lettone o addirittura sul tappetone in modo che, se ci si trova in una circostanza speciale, si riesce lo stesso a far dormire il piccolo. Il metodo ReSleeping® infatti aiuta molto i bambini ad adattarsi alle situazioni nuove perché, nel momento in cui viene acquisito, può e deve essere personalizzato in base a tipologia ed esigenze del bambino e dei genitori. La cosa più importante è infatti l'armonia familiare, che deriva anche dal piacere di andare a divertirsi tutti insieme nel weekend. È sempre meglio vivere una variabile che sposa comunque i bisogni del bambino, piuttosto che rimanere bloccati in un sistema rigido e sempre uguale.

Non dovete mai dimenticare i principi del metodo, neanche quando siete sicuri di averli acquisiti, perché proprio in quel momento sapete cosa succede? Che il bambino cambia a causa della crescita, o magari sviluppa quelle che io chiamo le *strategie parallele*, cioè un sistema nuovo per tornare al vecchio modello ed eludere l'insegnamento. Vi ricordo che i genitori devono sì soddisfare i bisogni del bambino, ma non le richieste insistenti. I bambini piccoli sono assoluti e hanno alle volte delle richieste insistenti, il che è parte del loro sviluppo e della loro crescita, ma sono i genitori che devono guidarli nel processo di crescita. Questo ruolo di guida richiede di soddisfare il loro bisogno di coccole, giochi, carezze, attenzioni, e di essere sia abili a comprendere i cambiamenti, sia flessibili, per cambiare i propri comportamenti in base alle trasformazioni del bambino.

Quindi, se avete deciso di risolvere il problema sonno una volta per tutte, armatevi di santa pazienza e sappiate che per vedere dei risultati ci vogliono in media uno o due mesi, durante i quali il metodo ReSleeping® viene prima appreso da mamma e papà e poi trasferito al bambino, che ha bisogno a sua volta di tempo per assimilarlo e consolidarlo.

PERCHÉ I BAMBINI NON DORMONO?

Sono tanti i bambini che non dormono tutta la notte.

Svegliarsi durante la notte fa parte del normale ciclo del sonno, sia di un adulto che di un bambino, ed è per questo che non dobbiamo preoccuparci: è fisiologico. Quando il numero di risvegli diventa insostenibile bisogna però correre ai ripari.

Heidi Murkoff, la famosa autrice del libro *Cosa aspettarsi quando si aspetta*, il manuale sulla gravidanza più venduto e consigliato di tutti i tempi, indica i seguenti sette motivi come i più frequenti per i risvegli dei bambini:

· Ansia da separazione: soprattutto intorno ai diciotto mesi di vita, il bambino potrebbe svegliarsi per ansia da separazione. Per alcune tipologie di bambino svegliarsi la notte può essere difficile da gestire senza aiuti.

· Dolore dovuto dalla dentizione: il dolore da dentizione, soprattutto nel caso dei molari intorno al secondo anno di vita del bambino, può causare risvegli notturni. Il problema è che questi risvegli possono diventare un'abitudine e quindi continuare anche quando il dolore da dentizione è ormai terminato.

· Malattie: una causa molto frequente dei risvegli notturni del bambino sono le malattie, come il raffreddore che chiude il nasino e le vie respiratorie, la tosse, il mal d'orecchi e altro.

· Stress: qualunque bambino potrebbe attraversare dei momenti di stress dovuti a vicende di qualsiasi tipo, dall'inserimento all'asilo, all'assenza di uno dei genitori, al trasloco o altro ancora.

· Tappe fondamentali: ogni bambino raggiunge delle tappe evolutive che lo entusiasmano, ma che possono causare qualche risveglio in più durante la notte. Immaginate quanto può essere eccitato dalla sua nuova conquista un bambino che impara a camminare. E chi vorrebbe dormire la notte?

· Paure: con la crescita, il bambino sviluppa dei processi mentali sempre più complessi che potrebbero sfociare in timori, come ad esempio la paura del buio.

· Incubi: quando il bambino cresce, è possibile che sogni sempre di più e in modo più vivido. Un brutto sogno potrebbe farlo svegliare e metterlo in agitazione, impedendogli di riaddormentarsi senza le coccole dei genitori.

A queste possibili cause, aggiungo altri motivi di risveglio che ho notato stando a stretto contatto con i bambini per tanti anni:

· Gelosia: che può essere provata, per esempio, alla nascita del fratellino.

· Comportamenti involontari di movimento: sono tutta una serie di azioni che ripetiamo per farlo addormentare, come ninnare in braccio o usare il passeggino, e che entrano a far parte della routine del bambino che al risveglio non riesce a riprodurre da solo.

· Comportamenti involontari di contatto: come accarezzare la manina, i capelli, l'orecchio della mamma.

· Comportamenti associati al bere: il bambino potrebbe voler bere acqua o camomilla ogni volta che si risveglia, pur non avendo sete, se associa il bere all'addormentamento.

· Risveglio dovuto alla presenza: il bambino richiede la presenza del genitore ad ogni suo risveglio per riaddormentarsi.

· Non vengono rispettati i tempi del sonno: si ritarda la messa a letto pensando che così sarà più stanco e si addormenterà più facilmente, invece fa molta più fatica ad addormentarsi e si risveglia in continuazione.

· Eccesso di stimoli: possono essere dovuti ad ambienti nuovi e persone sconosciute.

· Risveglio da distacco: se il bambino ha sempre dormito in stanza con i genitori, quando deve dormire nella sua cameretta soffre per il distacco.

· *Sleep regression* del quarto mese: fino al terzo o quarto mese il bambino ha dormito come un angioletto e loro non sanno spiegarsi come è possibile che di punto in bianco non ci sia più riuscito. Si tratta della *sleep regression* del quarto mese, causata principalmente dallo sviluppo cerebrale del bambino.

· Carenza di comunicazione tra madre e figlio: accade quando la mamma decide di operare un cambiamento senza prima comunicarlo al bambino.

· Scarso appagamento del bisogno delle attenzioni: se il bambino non può giocare con il genitore durante il giorno, vorrà recuperare il tempo perduto con essi durante la notte.

· Incapacità di addormentarsi autonomamente: il bambino ha bisogno di interventi esterni per rilassarsi durante i suoi risvegli notturni. Tratteremo più a fondo questo tema nei prossimi capitoli.

PERCHÉ IL MIO BAMBINO NON SI SA ADDORMENTARE?

Una delle domande che ricevo più spesso durante le mie consulenze è: «Perché il mio bambino si sveglia di notte?»

Intanto è bene ricordare che tutti i bambini si risvegliano dopo essersi addormentati in quanto è qualcosa di fisiologico, infatti il vero problema non è lo svegliarsi, quanto l'acquisire la capacità di riaddormentarsi. L'incrocio di parole ReSleeping® vuol dire proprio questo: riaddormentarsi. Purtroppo, spesso si cerca la soluzione all'interno del problema, mentre si trova altrove.

Così quando spiego a mamma e papà come guidare il loro bambino nell'addormentamento autonomo con il metodo ReSleeping®, improvvisamente i risvegli cominciano a diminuire e si registra un miglioramento del sonno.

L'addormentamento autonomo è una capacità che può essere insegnata, proprio come imparare a camminare, a parlare, o a compiere tutta una serie di azioni che il bambino impara seguendo la guida del genitore. È un errore pensare che non si possa insegnare un atto naturale come il dormire, perché i bambini possono facilmente acquisire abitudini sbagliate. Se ai bambini non viene insegnato come riaddormentarsi, cominciano i risvegli notturni e a cascata si innescano tutta una serie di comportamenti che i genitori adottano per evitare che continuino, ma che in realtà li alimentano.

Facciamo un esempio: se il bambino si è addormentato con la mamma al suo fianco che gli tiene la manina e poi la mamma torna nella sua stanza, quando lui si risveglia non saprà cosa fare per riaddormentarsi senza la manina e, non vedendo la mamma, se già cammina scenderà dal letto per andare a cercarla oppure, se più piccolo, piangerà finché lei non torna. Avere la mamma accanto a tenergli la manina è l'unico modo che questo bambino conosce per addormentarsi. Ed è stata proprio lei in modo non intenzionale ad abituarlo così fin da piccolo, quando, anziché guidarlo piano piano verso l'addormentamento autonomo, ha scelto la strada che sembrava più semplice e intuitiva per far rilassare suo figlio. O magari si è accorta che mettendolo nel passeggino e muovendolo avanti e indietro il bambino si rilassava e si addormentava, per cui ha scelto come strumento il passeggino.

A proposito di passeggino, conosco una mamma che lo ha utilizzato per tantissimo tempo, anche di notte; il papà lavorava fino a tardi in un albergo e quando tornava a casa, per far riposare un po' la mamma, spostava il passeggino vicino al divano dove si metteva a dormire e ad ogni mugugno del figlio doveva dondolare il passeggino avanti e indietro per farlo riaddormentare.

Sono proprio questi i tipici comportamenti non intenzionali che i genitori mettono in atto per sopravvivere in qualche modo fino al prossimo cambiamento, perché magari un bambino che prima si addormentava nel passeggino dopo un po' cambia e si addormenta solo in braccio, per poi cambiare ancora e addormentarsi solo nel lettone. Un esempio molto recente è quello di una mamma la cui bimba si addormentava solo sul divano e che quando la notte si svegliava i genitori dovevano andare a riaddormentare lì, per finire spesso addormentati sul divano vicino a lei.

Quando sono intervenuta per prima cosa è stato messo momentaneamente fuori uso il divano, facendo credere alla bambina che fosse rotto ricoprendolo con del film a bolle per imballaggi, e le è stato detto che non appena l'avessero aggiustato lei avrebbe potuto di nuovo usarlo. Nel contempo è stato inserito l'elemento novità della cameretta, che lei già aveva ma con un arredamento adatto a una bimba grande, e che abbiamo reso più confortevole per una bimba di tre anni, inserendo degli elementi pensati apposta per lei. La sua cameretta è diventata quasi magica con delle lucine e una tenda dove poter leggere i libri tanto che, quando dopo un mese è stata tolta la plastica dal divano, lei non sentiva più il bisogno di dormire lì, ma lo usava solo per giocare o per vedere un cartone alla TV.

In quest'ottica, è fondamentale capire qual è la modalità di addormentamento di ogni singolo bambino, per poi andare a sostituirla con un modo che lo aiuti a rilassarsi in autonomia.

Per cui la risposta alla domanda "perché il mio bambino non si sa addormentare" è perché io, genitore, non l'ho guidato verso l'addormentamento. Questo accade semplicemente perché non è stato spiegato al genitore come fare, nessuno deve sentirsi in colpa o giudicato, non sarebbe giusto condannare un genitore perché prova a modo suo a far dormire il figlio.

Prima di uscire dall'ospedale il neonatologo o le ostetriche spiegano ai neogenitori come gestire il bambino durante la notte, ma spesso capita che i genitori, una volta tornati a casa, non riescano ad applicare le indicazioni che gli sono state suggerite.

Purtroppo, al giorno d'oggi il 99% dell'assistenza viene fornita con i corsi preparto e in ospedale nei due giorni successivi, ma dopo la mamma è lasciata a se stessa. A parte per i controlli ospedalieri, i neogenitori in Italia non ricevono nel proprio domicilio un'assistenza adeguata che li aiuti a gestire un neonato, come invece avviene in altri stati. Esistono i consultori per i controlli di routine, ma sarebbe necessario un supporto diretto per insegnare a occuparsi in prima persona dei figli, affinché i genitori possano piano piano acquisire sicurezza, oltre che conoscere sempre meglio il loro bambino, imparando come comunicare con lui e come soddisfare tutti i suoi bisogni.

Questo è uno dei servizi che offro attraverso le mie consulenze, di cui vi parleranno alcune delle mie mamme e dei miei papà attraverso le loro testimonianze.

La mia esperienza con Gabriella è stata assolutamente illuminante, dal momento che dopo il parto ho attraversato un periodo molto difficile a causa dell'enorme cambiamento che mi era piombato addosso. Inoltre, da persona molto indipendente quale sono sempre stata, mi sono ritrovata con una bambina che aveva un bisogno continuativo del contatto e di starmi vicino.

Mia figlia era una bambina molto attiva con importanti problemi di sonno. Riusciva ad addormentarsi solo in braccio, in passeggino o nella culletta, ma in tutti e tre i casi sempre dondolata. I suoi riposini erano davvero brevi, sia di giorno che di notte si svegliava frequentemente e ogni volta che piangeva la si doveva dondolare. Io e il mio compagno eravamo in una situazione molto pesante dato che le ore di sonno mancanti avevano portato a un grande stress e molta tensione tra di noi.

Fortunatamente, siamo riusciti a trovare al primo tentativo Gabriella tramite una pubblicità su Facebook, appena l'ho contattata siamo entrate subito in sintonia perché è una persona molto empatica e in una situazione del genere avere qualcuno che non ti giudica, che è lì per aiutarti e non per dirti che in quei sette mesi hai sbagliato tutto, ma che ti rassicura dicendo: «Tranquilla, ripartiamo», ci ha dato molto coraggio.

Prima della consulenza vera e propria c'è stata una fase di preparazione e già da lì, prima ancora di vederci, abbiamo notato dei miglioramenti. Poi Gabriella ci ha insegnato il metodo ReSleeping®, spiegandoci come dovevamo comunicare tra di noi e con la bambina. Il dondolìo perenne, le passeggiate per farla addormentare erano pratiche consolidate da ben sette mesi, quindi all'inizio il percorso non è stato facile, ma adesso, dopo un mese e mezzo, il cambiamento è assolutamente evidente nel senso che la bambina si addormenta molto più facilmente rispetto a prima. Da che i risvegli erano frequentissimi siamo passati a massimo un risveglio gestibile in una decina di minuti.

Potendo tornare indietro chiamerei subito Gabriella così da capire prima come rapportarmi a mia figlia. Ringrazio quella famosa pubblicità per avermela fatta conoscere perché è stata il mio faro, mi ha spiegato cose che non essendo mai stata madre prima non avrei mai potuto sapere e, in preda al terremoto che è mia figlia, non avrei mai potuto imparare da sola.

Ringrazio e ringrazierò sempre Gabriella, soprattutto per la sua grande preparazione che spicca tra quella di altri professionisti del settore.

CAPITOLO 2

Soluzioni di sopravvivenza

*Non c'è mai stato un bambino così
adorabile che sua madre non sia
stata felice di mettere a dormire.*
– Ralph Waldo Emerson

COSA FANNO I GENITORI PER CERCARE DI DORMIRE

Anziché cosa fanno, io direi cosa *non* fanno i genitori per cercare di dormire.

All'inizio, quando tornavo a casa dopo il primo incontro conoscitivo stavo malissimo, perché entravo così in empatia con le mamme e i papà da continuare a ripetermi che dovevo assolutamente fare qualcosa per aiutarli a dormire di più. Infatti, a risentire della mancanza di sonno sono prima di tutto i genitori, stanchi e poco capaci di mantenere il controllo, ma chi ne subisce davvero le conseguenze sono i loro bambini.

Mi sono infatti accorta che spesso sono gli stessi genitori ad alimentare i risvegli notturni in modo non intenzionale, anche se senza una vera volontà e senza nessuna colpa. Se il bambino si addormenta solo se viene cullato in braccio e dopo 20/40 minuti si sveglia, puntuale come un orologio, significa che c'è qualcosa che non va in quella modalità di addormentamento, in quanto genera risvegli. Ma se nessuno lo fa notare ai genitori, loro avranno difficoltà a rendersene conto da soli e, se anche lo facessero, non saprebbero come cambiare modalità. Risultato? I genitori continuano a cullarlo con l'obiettivo che si addormenti il prima possibile, sperando che non si svegli durante la notte, mentre il bambino continua a svegliarsi, sperando che qualcuno lo aiuti a riaddormentarsi nella maniera più adatta.

I genitori del bambino stanno adottando delle *soluzioni di sopravvivenza*, ovvero utilizzano strumenti che portano a delle soluzioni temporanee, invece di ricercare soluzioni a lungo termine che insegnino al bambino come dormire autonomamente. Ma perché i genitori adottano soluzioni di sopravvivenza? Perché non sanno cosa fare e non riescono a capire il motivo dei risvegli.

Quello che è importante comprendere è che i tentativi compiuti dai genitori per farlo addormentare, legittimi e comprensibili in quanto non esperti della materia, per il bambino costituiscono un vero e proprio percorso all'interno della sua routine di addormentamento. Una volta che il percorso è consolidato diviene difficile da scardinare ed ogni nuovo tentativo non fa altro che generare confusione e alimentare nuovi risvegli.

Credo che uno dei dispiaceri più grandi che possa provare un genitore sia il giudizio degli altri, sentirsi ripetere frasi tipo: «Ma guarda che secondo me non lo stai educando bene, ma tu così lo vizi, non lo vedo tranquillo…»

Adesso voglio spezzare una lancia a favore di tutti i genitori, perché non sono loro i colpevoli se i figli non dormono. Come ho già scritto, sono vittime di un sistema che li abbandona in ospedale dopo la nascita, lasciandoli soli con dei cuccioli che hanno tantissime richieste e tanti bisogni. Ecco un esempio per chiarire questo concetto: se il problema fosse il genitore, come mai una madre di due bimbi ne ha uno che dorme e l'altro no? La madre è sempre la stessa!

La risposta è che non tutti i bimbi sono uguali, alcuni si addormentano naturalmente e non hanno alcuna difficoltà e altri invece si risvegliano di continuo. Bisogna smetterla di puntare il dito contro i genitori perché li mettono nel lettone, perché non seguono la giusta routine o per l'allattamento al seno. Se non capiamo questo concetto, non possiamo aiutare nessuno.

Non vanno osservati solo i genitori e i loro comportamenti, ma anche i bambini dentro e fuori casa: va compreso ciò che stanno vivendo. Tenere conto del sistema in cui il bambino vive è indispensabile per aiutare i genitori, che altrimenti saranno messi a dura prova almeno per i primi tre anni del piccolo, in cui tutto viene stravolto.

Ma non si possono aspettare tre anni per ricominciare a vivere, con un problema che diventerebbe sempre più pesante. Basta applicarsi e spostare l'attenzione dal problema alla soluzione.

I COMPORTAMENTI NON INTENZIONALI CHE CREANO ABITUDINI

Ora che è chiaro che non esistono colpe e che gli eventuali errori dei genitori sono del tutto non intenzionali, cerchiamo di capire nel dettaglio perché questi comportamenti alimentano i risvegli.

Tutto ciò che fa il bambino per addormentarsi potrebbe creare un'abitudine legata a un comportamento che viene ripetuto. Faccio un esempio per rendere più chiaro il concetto: se il bambino si addormenta nel lettino con il biberon di camomilla, ogni volta che si sveglierà vorrà di nuovo il biberon di camomilla per riaddormentarsi. Se per addormentarlo la mamma muove il lettino dondolandolo, ogni volta che il bimbo si sveglierà chiamerà mamma e papà attraverso il pianto per essere dondolato. Per cui i genitori, che vogliono aiutare il bambino a dormire sempre meglio, devono innanzitutto fare un elenco dei loro comportamenti non intenzionali, ma abitudinari, che in seguito verranno analizzati nel dettaglio.

Non sono solo questi i comportamenti che creano risvegli, in seguito ne approfondiremo altri che andranno individuati, in caso contrario tutte le strategie che metteremo in atto saranno inutili.

Capita anche di ritrovarsi nella direzione opposta in cui si vorrebbe andare e non sapere il perché. Quello che fa sentire davvero impotenti i genitori è il non capire il motivo dei risvegli: «Perché continua a svegliarsi anche se ci sembra di aver fatto tutto il possibile? Cosa c'è che non va?»

A volte compiamo un'azione con il corpo mentre con la mente ne pensiamo tutt'altra. Questo disallineamento crea nel bambino una sorta di incongruenza che lo porta a fare riferimento a ciò che gli abbiamo comunicato inconsciamente, e non a ciò che gli abbiamo realmente detto.

Cerchiamo di comprendere meglio questo concetto. Ho lavorato con una mamma che non riusciva a far dormire l'ultima figlia nel lettino, anche se diceva di volerlo fortemente perché era stanca. Pensava che fosse la cosa giusta da fare, avendolo già fatto con le figlie maggiori, ormai di 13 e 15 anni. Dopo tanti anni era arrivata una sorellina e la mamma sapeva bene che quella sarebbe stata la sua ultima gravidanza, per cui al momento della nascita e forse già da prima, ha pensato che quella bambina voleva tenerla vicina a sé il più a lungo possibile. Con quel messaggio inconscio, la bimba ha capito che doveva stare sempre attaccata alla mamma e così è stato. Da quando è nata non è mai riuscita a metterla nella culla perché proprio non ci voleva stare. La mamma non si rendeva conto del suo messaggio inconscio o non pensava che fosse la causa di tutto, finché dopo qualche mese comprese di non riuscire a fare più nulla con la bambina che viveva attaccata a lei. Ovviamente, la mamma non aveva nessuna colpa, la stava infatti crescendo nello stesso modo in cui aveva cresciuto le figlie maggiori e loro non avevano avuto questi problemi, per cui non vi trovava il nesso. Si era infine convinta che tutto fosse riconducibile al carattere specifico della bimba o alla sua personalità e un'amica le disse che conosceva una puericultrice esperta del sonno dei bambini che la poteva aiutare. Volete sapere com'è andata a finire la storia?

Che io sono andata da lei e le ho spiegato tutto, ma il metodo non ha funzionato perché non lo ha mai applicato. Prima ancora di iniziare la consulenza, le spiegai che insieme al papà avrebbe dovuto compiere alcuni cambiamenti riguardanti le abitudini della cucciola e altri riguardanti se stessa. Lei sosteneva di essere pronta per questo tipo di percorso, ma in realtà non era così, perché non se la sentiva di comunicare un messaggio diverso alla bimba. Per cui, pur avendo compreso il funzionamento del metodo e come applicarlo, non lo applicò mai perché quello che voleva inconsciamente era diverso da ciò che diceva di volere.

C'è da dire, e non mi stancherò mai di ripeterlo, che non esiste niente di totalmente giusto o sbagliato, ma esiste solo qualcosa che funziona e qualcosa che è funzionale. Questa mamma voleva migliorare il sonno della sua bimba per stare di più con le altre figlie e con il marito, che avevano bisogno di lei, ma il suo bisogno di affettività nei confronti della piccola era così forte da prevalere spingendola tutte le sere verso le 20:30 ad andare a dormire con la bimba, chiudendo il resto della sua famiglia fuori dalla porta.

Quando l'ho conosciuta, ho capito che la cosa più importante non era esprimere un giudizio, ma aiutarla a capire quali fossero gli strumenti a sua disposizione per effettuare il cambiamento, prima però avrebbe dovuto attendere di essere pronta.

Sia i genitori che i bambini non vanno mai obbligati, ma solo guidati sulle possibili strade da percorrere. La decisione, infatti, è sempre nelle mani del genitore, che in ogni caso accudirà con amore il suo bambino per tutta la vita.

DALLA DIPENDENZA ALL'AUTONOMIA

Un tema su cui rifletto ogni giorno è quale direzione dare alla propria vita.

Le strade sono infinite, è vero, ma la direzione determina l'obiettivo. Ogni volta che incontro una nuova famiglia chiedo: «Siete disposti ad aiutare il vostro bambino a passare dalla dipendenza all'autonomia?»

Premetto che il neonato è un essere dipendente che non può fare a meno di esserlo, perché la mamma rappresenta il cibo e il nutrimento affettivo e questo è un *sano* rapporto di dipendenza. Durante il percorso delle mie consulenze mi pongo l'obiettivo di aiutare i genitori a guidare il bambino nel raggiungere un'autonomia che lo renderà libero di essere se stesso e di poter realizzare tutti i suoi sogni.

La natura dell'amore non è il titolo di qualche romanzo rosa, bensì il nome della pubblicazione di uno degli esperimenti più importanti per la storia della psicologia, riguardo l'attaccamento e l'amore materno, che spiega il giusto rapporto di dipendenza del neonato.

Ricevere coccole, sentire il contatto fisico rassicurante e protettivo di una figura di riferimento, rappresentano bisogni basilari e imprescindibili per lo sviluppo psicofisico dei piccoli, bisogni talmente vitali da poter essere messi sullo stesso piano di quelli del nutrimento fisico. Questa teoria venne dimostrata dall'esperimento di Harlow, negli anni '50, un'epoca in cui gli studiosi credevano che per la crescita e lo sviluppo dei piccoli, compresi gli esseri umani, fosse importante esclusivamente il soddisfacimento dei bisogni fisici fondamentali, quali la fame e la sete. Per questo motivo, Harlow decise di studiare i cuccioli di macaco, una scimmia che mostra manifestazioni di attaccamento simili alle nostre, ma i cui piccoli posseggono una completa motilità fin dalle prime settimane di vita.

Ebbene, nel suo esperimento Harlow studiò il comportamento di alcune scimmiette alle quali, in sostituzione della madre reale, venne data loro la possibilità di ricevere cibo e coccole da due madri surrogate: una mamma morbida e calda sulla quale era possibile arrampicarsi e avvinghiarsi, e una mamma metallica e fredda rappresentata da un impianto di fil di ferro a cui era associata la tettarella di un biberon.

In questo modo l'esperimento di Harlow intendeva disaccoppiare due elementi che normalmente sono uniti in natura durante l'allattamento della prole: il ricevere cibo e il ricevere conforto affettivo attraverso il contatto corporeo.

Che cosa accadde? Qualcosa che lasciò i nostri sperimentatori a bocca aperta: i cuccioli di macaco, per nulla intenzionati a rinunciare a una delle due alternative, tendevano a trascorrere la maggior parte del tempo abbracciati alla mamma morbida e a rivolgersi alla mamma metallica solo per il tempo necessario a succhiare il latte.

Rispetto ad altri cuccioli del laboratorio che avevano accesso solo al nutrimento, ma non al contatto corporeo, queste scimmiette dimostrarono di crescere meglio e di sviluppare un comportamento esplorativo più intraprendente.

Visto che il contatto fisico rappresenta un bisogno fondamentale per lo sviluppo, un comportamento di dipendenza è del tutto normale all'inizio, anche se con il tempo dobbiamo imparare a far sì che si trasformi in autonomia.

Alla base vi è un principio: il bambino va educato al fine di renderlo autonomo, attraverso un percorso dove il genitore deve essere capace di aiutarlo nel momento del bisogno, lasciandolo tuttavia libero di esplorare il mondo che lo circonda.

Il genitore dovrebbe altresì evitare di sostituirsi al bambino: non bisogna aspettare che sia grande per permettergli di svolgere determinate azioni, ma coinvolgerlo da subito, perché se facciamo al suo posto quello che potrebbe fare da solo, seppure in modo difficoltoso o imperfetto, inibiamo il suo processo di apprendimento.

Se il genitore si sostituisce sempre al bambino non lasciandolo libero di provare, di porsi in modo attivo nei confronti della vita creando qualcosa con le sue mani, sperimentando ed esplorando, alle volte anche sbagliando, quest'ultimo finisce per diventare passivo e si aspetterà o addirittura pretenderà che qualcun altro faccia ogni cosa al posto suo, perché è stato abituato così.

Nel caso del sonno può avvenire che il bambino si addormenti solo se c'è la mamma al suo fianco, non riuscendo a farlo da solo perché convinto di non esserne in grado. Se sono sempre stati i genitori a farlo addormentare, il bambino non avrà raggiunto la giusta autonomia in fase di addormentamento.

In ogni caso non vi preoccupate, qualsiasi cosa abbiate fatto in passato non è un problema irrisolvibile. Si può migliorare, si può ripartire, basta capirlo e volerlo. Scegliere la direzione è un compito arduo, ma sicuramente porterà grandi vantaggi nel futuro del bambino.

Ma come si possono orientare al meglio questi cuccioli che un giorno diventeranno adulti?

A tal proposito, vorrei citare una bellissima poesia di Gibran.

I tuoi figli non sono figli tuoi.
Sono i figli e le figlie della vita stessa.
Tu li metti al mondo ma non li crei.
Sono vicini a te, ma non sono cosa tua.

Puoi dar loro tutto il tuo amore,
ma non le tue idee.
Perché loro hanno le proprie idee.
Tu puoi dare dimora al loro corpo,
non alla loro anima.

Perché la loro anima abita nella casa dell'avvenire,
dove a te non è dato di entrare,
neppure col sogno.
Puoi cercare di somigliare a loro
ma non volere che essi somiglino a te.

Perché la vita non ritorna indietro,
e non si ferma a ieri.
Tu sei l'arco che lancia i figli verso il domani.

Avendo sperimentato nella mia famiglia di origine una realtà totalmente diversa, questa poesia rappresenta un messaggio di speranza che ha fatto nascere dentro di me il sogno di aiutare i genitori a crescere dei figli liberi dai condizionamenti.

Sono convinta che il ruolo dei genitori sia di amare i propri figli, i quali grazie a questo amore saranno liberi di essere loro stessi, di scoprirsi e utilizzare i loro talenti per realizzare i propri sogni. I figli non devono più modificare la propria natura pur di farsi amare e accettare dai genitori come succedeva un tempo. Oggi, per fortuna, questo tipo di educazione è sempre più rara. Nella maggior parte delle famiglie il bambino è amato per ciò che è e non solo per ciò che fa, e ciò è possibile grazie a quei genitori che li lasciano liberi di realizzare i loro desideri e seguire le loro aspirazioni, divenendo così i punti di riferimento della loro vita.

Quando ho conosciuto Gabriella, mia figlia Marina aveva grandi problemi di sonno e io non sapevo come organizzare la sua giornata.

Da quando è nata non ha mai voluto stare sdraiata né in carrozzina né in qualunque altro posto, quindi la portavo con la fascia e il marsupio, cosa che di per sé non avrebbe nulla di male, anzi è molto bella, ma che ha avuto delle conseguenze, dato che mia figlia non stava bene in nessun altro supporto, che fosse sdraietta, seggiolone o passeggino. Ero costretta a stare tutto il giorno, sia in casa che fuori, con lei dentro il marsupio. Facevo le pulizie e cucinavo sempre con lei, perché non riuscivo mai a metterla giù altrimenti piangeva, e ovviamente non potevo lasciarla né con il papà o con altre persone altrimenti apriti cielo. Questa situazione mi faceva stare male, soprattutto il vederla sempre insofferente e mai serena al 100%.

Solo con l'aiuto di Gabriella sono finalmente riuscita a operare un distacco tra me e mia figlia, che detto così potrebbe sembrare una cosa negativa, ma di cui ho capito l'importanza solo con il tempo. Era l'unico modo per permettere a mia figlia di svilupparsi come persona indipendente da me, con l'autonomia che ora ci godiamo appieno.

Abbiamo iniziato piano piano a togliere il marsupio per qualche ora, anche perché stava iniziando a non funzionare più. Passavo ore e ore a cullarla, ma Marina comunque piangeva e non riusciva ad addormentarsi. Poi sempre su consi-

glio di Gabriella abbiamo acquistato il box modulabile che io chiamo casetta. All'inizio ero perplessa perché la nostra casa è piccola e avevamo già rivoluzionato molto gli spazi per aiutare Marina, e poi mi dispiaceva tenerla chiusa in uno spazio limitato, oltretutto in un periodo come la quarantena in cui già stavamo tutto il giorno chiusi in casa. Per fortuna però abbiamo ascoltato i consigli di Gabriella che si sono rivelati azzeccati, in quanto grazie al box modulabile mia figlia è riuscita a creare una dimensione di gioco tutta sua, muovendosi in sicurezza in uno spazio più ampio di quello che potessi immaginare, avendo iniziato a gattonare molto presto e a camminare a otto mesi, nel periodo della consulenza. Il fatto di poter sperimentare il movimento in autonomia e sicurezza l'ha aiutata tantissimo perché era quello che voleva e stando tutto il giorno nel marsupio non poteva muoversi da sola ed essere libera.

Le prime volte non voleva stare da sola nel box, così mi ci sono messa dentro con lei finché si è abituata al punto che adesso ci va ogni giorno per giocare con tutti i suoi giochi, cantando e ballando con i suoi libri musicali all'interno della casetta, e per me è veramente una gioia vederla così serena. Anche io e mio marito siamo rinati grazie a questo passaggio di crescita e autonomia di nostra figlia. Ora riesco a fare tutto quello che devo fare in casa controllandola ogni tanto nel box e allattandola quando ne ha bisogno, ed è veramente un'altra vita perché anche la nostra relazione è cambiata; giochiamo insieme, ma lei ha tanta voglia di giocare e sperimentare anche in autonomia e io sono felice di averla aiutata a esprimere la sua natura grazie ai consigli di Gabriella.

È divertente vedere la faccia delle persone che incontrano Marina dopo i mesi di quarantena durante i quali abbiamo impostato il Metodo ReSleeping®, perché rimangono stupiti dal suo cambiamento e dicono tutti che non sembra neanche la stessa bambina di prima.

Adesso è serena, curiosa, socievole, giocherellona e noi siamo molto orgogliosi di lei.

Sono il padre di Marina e vorrei anche io lasciare la mia testimonianza riguardo alla nostra consulenza con Gabriella.

Innanzitutto, tengo a dire che la nostra vita prima di conoscere il metodo ReSleeping® era molto complicata e ho pensato più di una volta che mia moglie stesse per impazzire.

All'inizio applicare il metodo è stato molto duro. Non so quante volte ho pensato di mandare a quel paese Gabriella e invece adesso, riflettendo su tutti i passi fatti, comprendo che questo percorso è stato una vera e propria rivoluzione che non ha cambiato solo mia figlia e la sua dipendenza dalla mamma, ma che ha cambiato profondamente anche me e ha persino aiutato la nostra relazione a ritornare quella di un tempo.

Riguardo al sonno, dacché nostra figlia si svegliava anche venti volte per notte ora fa tutta una tirata unica dalle 10 di sera alle 7 di mattina. Incredibile.

Tirando le somme, credo che il metodo di Gabriella serva più ai genitori che ai figli perché, una volta resettati i dissapori e impostati i ruoli, i genitori non possono che fare del bene ai loro piccoli.

CAPITOLO 3

Come diventare il genitore che avresti sempre voluto essere?

*Non hai mai avuto modo di scegliere i genitori
che ti sei trovato, ma hai modo di poter
scegliere quale genitore potrai essere.*
– Marian Wright Edelman

I PRINCIPI DI UNA BUONA COMUNICAZIONE

Ricreare l'armonia familiare è il primo principio, il fondamento della vita del bambino sono proprio mamma e papà, che per lui rappresentano il mondo intero. I genitori acquisiscono dei principi da trasmettere al bambino, il più importante di questi è il rispetto reciproco, essenziale per accettare e apprezzare tutte le differenze che ci sono all'interno della famiglia.

Questa trasmissione non è immediata, ma richiede tempo e pazienza, per cui non bisogna scoraggiarsi se non si vedranno immediatamente dei grandi risultati. Imparare ad accettare la diversità aiuta la famiglia a lavorare come una squadra affiatata capace di trasmettere al bambino il messaggio della collaborazione.

I genitori devono impegnarsi a essere pazienti, comunicativi e a far percepire il loro pensiero attraverso le azioni e le emozioni. Tutto ciò che viviamo e proviamo dentro di noi, pur non parlandone viene trasmesso al bambino tramite semplici gesti e stati d'animo. Ci potranno essere dei momenti in cui si perde la pazienza e si è meno tolleranti, ma il nostro impegno deve sempre portarci a ritrovare l'armonia, il confronto e la collaborazione.

Visto che il bambino capisce tutto fin dalla nascita, è molto importante parlare con lui quando è presente e parlare di lui in sua assenza, come segno di rispetto.

Il secondo principio per diventare il genitore che hai sempre voluto essere è il trasferimento dei valori.

Uno dei modi migliori per farlo è gratificare il bambino per i traguardi che raggiunge, anche minimi, cercando di dare valore a quello che il bambino è senza limitarsi solo a quello che fa, altrimenti si rischia di alimentare una competizione. La gratifica fa capire al bambino, già da piccolo, che è importante riuscire a svolgere delle azioni da solo e ciò alimenta il suo entusiasmo a progredire.

Mettendo in risalto i progressi che compie, il bambino impara a percepire il riconoscimento per le sue azioni. Non si comunicano i giusti valori, invece, quando i genitori rimangono indifferenti, dando i suoi progressi per scontati, o peggio ancora dandogli un'accezione negativa. So che spesso con i bambini piccoli si tende a concentrarsi sul momento, ma bisognerebbe cercare di proiettarsi nel futuro e non dimenticare mai che stiamo contribuendo alla "costruzione" di un essere umano. Quello che facciamo o diciamo ora avrà degli sviluppi su di lui nel futuro, per cui bisogna riflettere sin da subito sul tipo di comunicazione che si vuole instaurare con il bambino.

Fondamentale è anche cercare di non esprimere dei giudizi in modo categorico, perché se al bambino viene data un'etichetta, si convincerà di essere in un certo modo e di non poter più cambiare. Cosa errata, in quanto il bambino viene così influenzato da quello che gli altri pensano di lui, ma la sua personalità è varia e mutevole, non è rigida e immobile.

I COMPORTAMENTI CHE POSSONO INFLUENZARLO

Ogni bambino è giusto per la sua mamma e per il suo papà, anche i più piagnucolosi sono dei cuccioli meravigliosi capaci di aiutare i genitori a superare i propri limiti. Anche se la comunicazione col vostro bambino può sembrarvi complicata all'inizio, è essenziale **imparare ad accettarlo per quello che è.**

Accettare vuol dire letteralmente "portare verso di sé", quindi è un termine molto bello perché implica di prendere qualcosa e tenerla più vicina, cioè trasmettere amore, entusiasmo, sorrisi, abbracci, carezze, e tutto il calore della comunicazione al nostro bambino. Anche le coccole possono influenzare come il bimbo potrebbe essere da adulto.

Infatti, per non correre il rischio di minare l'accettazione di se stesso, ciò che dobbiamo assolutamente evitare è di minacciarlo sulla negazione dell'amore, dicendo per esempio: «Se fai così, la mamma non ti vuole più bene». Oppure: «Se ti comporti così vuol dire che non mi vuoi bene». Purtroppo, sento spesso queste frasi quando vado in consulenza nelle famiglie.

Ovviamente le mamme e i papà non si comportano così in modo cosciente, ma magari ripetono soltanto il tipo di insegnamento ricevuto dai loro stessi genitori. Un tempo non c'erano gli strumenti che abbiamo noi ora e non si capiva che in quel modo l'amore diventava condizionato, finendo per intimorire il bambino con la possibilità di non essere accettato e portandolo a vivere nella paura che a un suo errore i genitori non gli vorranno più bene. Per lui una situazione del genere porta a una forte instabilità in cui non sa bene se quest'amore ci sarà oppure no, mentre l'affetto è qualcosa che va sempre dato in abbondanza e mai in modo condizionato.

Poco tempo fa un padre mi ha chiesto se poteva dire al bambino che si svegliava di notte: «Se dormi tutta la notte, papà domani ti fa trovare una sorpresa», e io gli ho spiegato che questo era un sistema che si usava molto in passato, ma poi si è capito che non è utile perché sviluppa un principio di convenienza. Ad esempio, in questo caso il bambino dormirà tutta la notte solo per ottenere la sorpresa al mattino successivo, e non perché gli viene naturale farlo.

Mi viene in mente anche la mamma di un bambino che, quando erano in montagna, continuava a dire al figlio che se fosse andato a lezione di sci lei gli avrebbe fatto un regalino. Ovviamente, appena il bimbo finiva di sciare la prima cosa che diceva era: «Adesso cosa mi dai? Cosa mi hai portato?» Piano piano l'ho aiutata a sostituire questo comportamento, dicendo al figlio che poteva sciare per divertirsi e che al suo rientro non avrebbe trovato un regalino, ma solo i baci e le coccole della mamma. Abbiamo quindi impostato una serie di comportamenti legati alla pura attenzione da parte dei genitori e non alla convenienza di una ricompensa materiale.

Possiamo utilizzare regole e limiti, ma non dobbiamo strumentalizzare l'amore o togliere loro l'affetto se sbagliano qualcosa. Tutti noi sbagliamo in quanto esseri umani: è giusto mettere il limite e la regola e, quando il bambino non la rispetta, cercare di capire perché l'ha fatto.

L'errore va inteso come margine di miglioramento, perché ripetendo un'azione più volte otterremo un risultato sempre migliore. In questo caso, il ruolo del genitore è importante anche per insegnare al bambino a riconoscere le sue emozioni e di conseguenza aiutarlo a gestirle.

L'importante è sempre che ai bambini si parli in modo tranquillo, mantenendo il nostro stato emotivo di contenimento e comunicando che quello che sta vivendo è un'emozione che poi passa e che se non riesce a fare una cosa non serve a niente arrabbiarsi, basta chiedere l'aiuto di mamma e papà per tranquillizzarsi e di sicuro la prossima volta andrà meglio. Non avendo ancora completato lo sviluppo cerebrale, spesso il bambino si comporta in modo molto istintivo andando da un eccesso all'altro, diventa quindi fondamentale incoraggiarlo a superare il momento.

L'AMORE DEVE ESSERE INCONDIZIONATO

Un'altra cosa molto importante è che i bambini hanno bisogno di sentire che noi li amiamo, di sentirsi curati e coccolati con baci, abbracci e con parole sincere di incoraggiamento. In quanto bambini hanno ancor più degli adulti il diritto di essere confortati e tutto questo con i neonati passa attraverso il contatto fisico; il fatto di prenderli in braccio e rassicurarli è veramente vitale per loro. Se il bambino ha un momento di difficoltà, le braccia della mamma e del papà sono il rifugio più bello del mondo, e non bisogna limitare questa dimostrazione di affetto a causa della falsa credenza che, se preso in braccio, finirà per sviluppare una cattiva abitudine. Non è affatto così.

Dimostrare fisicamente l'affetto che proviamo per i nostri figli, anche quando crescono, è un aspetto cruciale del rapporto genitore figlio. Anche se cresce in altezza e diventa sempre più indipendente, il suo bisogno di affetto rimane fortissimo ed è una necessità che va sempre soddisfatta a prescindere dall'età. Anche gli adulti hanno bisogno di affetto, figuriamoci i bambini!

Le dimostrazioni di affetto sono importanti sia da parte della mamma che del papà. Una settimana fa ho sentito un padre dire: «Le coccole le fa la mamma, il mio compito invece è quello di giocare con lui». Assolutamente no.

Tutti e due devono sia fare le coccole che giocare. Anche attraverso il gioco si può dimostrare l'affetto, magari in modo più vivace, ma è sempre affetto. Non esiste solo un modo per fare le coccole, si possono fare con tutto il corpo o anche solo con le espressioni del viso, infatti i bambini sono dei grandi osservatori e imparano cos'è l'amore soprattutto guardando ed emulando mamma e papà.

Conosco un bambino meraviglioso che appena percepisce dell'attrito tra i genitori li spinge a tutti i costi ad abbracciarsi e baciarsi, altri invece quando i genitori si abbracciano si mettono in mezzo per essere abbracciati anche loro. L'esempio dell'amore lo vivono tutti i giorni e se dimentichiamo di farci le coccole i bambini lo notano, dato che ci osservano per capire come si esprimono i sentimenti e come i genitori si relazionino tra loro.

Non esiste una ricetta magica che tutti dovrebbero seguire, il nostro compito è fare del nostro meglio per trasferire al bambino un esempio di amore, anche perché il frutto dell'amore di mamma e papà è proprio il nostro bimbo; ovvio che notti insonni, lavoro e problemi di vario genere possano farvi allontanare dalla poesia d'amore dei primi anni, ma vi consiglio di recuperare sempre l'armonia tra di voi.

Quando faccio le mie consulenze e inizio la conoscenza di una famiglia, parlo sempre di manutenzione di coppia e spesso ricordo al papà che si deve occupare anche della mamma, che ha bisogno e necessita, forse più di prima, di attenzioni, di riconoscimento e di momenti esclusivi per ritrovarsi come coppia e alimentare il rapporto. Allo stesso modo, ricordo alle mamme che anziché mettere in evidenza tutto quello che il papà non ha fatto, è bene iniziare a chiedere esplicitamente la sua collaborazione e coinvolgerlo in tutto.

Ricordate che il primo principio per la buona riuscita del metodo è quello di mantenere l'armonia familiare e che, se invece applicate solo il rigore e il controllo, il concetto dell'amore libero e incondizionato diventa condizionato a delle azioni, cioè: «Ti voglio bene, ma solo se fai come dico io». Se esistessero degli attriti derivati da conflitti passati, questi potrebbero influire ancora sullo stato d'animo del bambino e di conseguenza anche sulla qualità del suo sonno, è perciò opportuno fermarsi per lasciarseli davvero alle spalle, ritagliandosi uno spazio esclusivo in cui la coppia potrà ripartire.

Se i giusti valori vengono trasmessi attraverso l'amore, si rafforza anche l'autostima dei bambini e gli si insegna ad apprezzare le proprie qualità e capacità. Se invece non diamo una connotazione alle capacità del bambino, lui faticherà a sviluppare la consapevolezza di ciò che gli piace fare e che ha imparato. Man mano che il bambino cresce si possono intuire i suoi talenti e, quando intravedete in lui una capacità, dovete cercare di renderlo in grado di riconoscerla e decidere se metterla a frutto in qualche modo. Questa è la base per far crescere sempre di più la sua autostima e aiutarlo a credere in se stesso.

Per esempio, conosco un bimbo che adora suonare e ogni volta prima di andare a dormire tira fuori tutti gli strumenti giocattolo e li suona. Se i genitori esaltano questa sua passione e riconoscono la sua capacità, non è detto che poi da grande debba per forza diventare un musicista, ma il loro comportamento gli darà la sicurezza di poter esprimere liberamente i suoi talenti, anche in altri campi.

Quando entro in una casa, mi accorgo subito che in ogni famiglia esistono una serie di abitudini che la caratterizzano. Magari l'organizzazione dei pasti si svolge in un modo rispetto che in un altro, o la routine del mattino è condizionata dal lavoro dei genitori, ma condividere queste abitudini con i bambini fin da piccoli è anche un modo per aiutarli a costruire la loro personalità in modo lento e graduale. Nei primi anni di vita il bambino è in fase di evoluzione per acquisire i comportamenti necessari a vivere in un contesto esterno, quindi non possiamo pretendere l'impossibile, tipo che rimanga seduto a tavola immobile. Meglio dargli qualcosa che lo possa intrattenere, consapevoli che potrà stare seduto per quaranta minuti o al massimo un'ora. Non preoccupatevi, quando avrà almeno tre anni questo parametro aumenterà, ma fino ad allora bisogna avere pazienza.

LASCIARLO LIBERO DI CRESCERE

Un altro elemento fondamentale risiede nell'**alimentare la curiosità e la libertà del bambino**, perciò quando sono così piccoli fissate poche regole e poi lasciateli liberi di esplorare, mettendo tutto in sicurezza. Così facendo comincerete piano piano a mettere le basi per costruire tra di voi un solido rapporto di fiducia.

Ciò che il bambino vuole fare e quello che il genitore vorrebbe che facesse non sempre coincidono, nel senso che le nostre aspettative sono spesso troppo alte. Potremmo volere che il bambino si comporti in un certo modo, ma quel modo potrebbe non corrispondere alla personalità del nostro bambino; per esempio, se teniamo seduto un bambino eccitabile per più di trenta minuti o ci fermiamo a chiacchierare per strada, lui comincerà a urlare e lanciare tutti i giochi a portata di tiro perché si sta annoiando. In questo caso è meglio fermarsi, far scendere il bambino dal passeggino e prenderlo in braccio, così che lui possa seguire con voi quello che sta accadendo ed essere così più tranquillo.

Tornando al sonno, se volete operare un cambiamento dovete prima fare chiarezza dentro di voi. Se, per esempio, volete far dormire vostro figlio nel lettino, o volete trasformare l'addormentamento da in braccio in addormentamento autonomo, prima di tutto dovete chiarire a voi stessi perché volete fare questo cambiamento e in che modo, e poi trasmetterlo al bambino consapevoli che se non c'è sintonia tra quello che dite e quello che fate il bambino andrà in corto circuito, e attraverso il pianto vi dirà: «Quello che stai dicendo non è quello che vuoi veramente». I bambini sono capaci di leggerci dentro, perciò ciò che non si dice a voce alta e i messaggi contraddittori o incongruenti, rivolti a loro o scambiati tra mamma e papà, minano la comunicazione.

I bambini osservano come si comportano i genitori tra di loro, sentono le loro emozioni, vengono influenzati dai loro stati d'animo, non solo in caso di lite o discussione, ma sempre, soprattutto quando si tratta di un comportamento giudicante l'uno verso l'altro.

Bisogna assolutamente cambiare questo tipo di modalità o il bambino potrebbe difendersi tirando su un muro e chiudendosi dentro se stesso, stanco dei comportamenti che vede intorno a sé.

Mi è capitato che in una famiglia, appena il papà tornava a casa la sera, la mamma cominciava a dirgli tutto quello che aveva sbagliato e lui andava *offline* insegnando involontariamente questo comportamento al figlio, che finiva per chiudersi come il padre ogni volta che la madre gli parlava. In questi casi, l'unica soluzione è che la mamma cambi la sua modalità di comunicazione per permettere al padre di tornare ad aprirsi e automaticamente il bambino cambierà a sua volta.

L'errore fondamentale sta nel **cercare di cambiare il bambino senza cambiare per primi i comportamenti dei genitori**. Bisogna innanzitutto analizzare la comunicazione tra mamma e papà, attivando una relazione di rispetto reciproco per poi trasferirla al bambino. Se il rispetto tra i genitori non è reale, non saremo né credibili né efficaci e il bambino acquisirà il comportamento che vede. I bambini si abituano a rispettare gli altri, a essere cordiali, a essere gentili, a forza di vedere i comportamenti dei genitori che, quando meno se l'aspettano, vedono il figlio ripetere le loro azioni.

Penso che il ruolo dei genitori sia quello di guidare i figli nel mondo, fornendo loro tutti gli strumenti utili ad affrontare la vita nel modo più sereno possibile.

In conclusione, se riusciamo ad acquisire i principi di una buona comunicazione, miglioriamo la relazione con noi stessi e con il nostro bambino, divenendo i genitori che avremmo voluto essere.

Se noi cominciamo a cambiare, anche i bambini cambieranno. Provare per credere.

Ricordo ancora quando contattai per la prima volta Gabriella.

Stavo attraversando una crisi profonda, dovuta ai continui risvegli notturni di Marco che si ripetevano ogni 30 minuti sia di giorno che di notte. L'addormentamento poi era disastroso, un mix tra tenerlo in braccio, fare lunghe camminate di ore e dargli il seno.

Nei miei pensieri offuscati dalla stanchezza c'era sempre l'immagine del genitore che avrei voluto essere e che era lontana anni luce da ciò che ero in realtà, il che per me era motivo di grande sconforto. Durante la gravidanza mi ritrovavo spesso a fantasticare sul giorno della nascita e sulla maternità e mi immaginavo un bellissimo parto naturale, seguito da un rientro a casa rapido e disteso. Senza dubbio il 21/06/2019, giorno in cui è nato Marco, ho capito che le mie aspettative erano molto lontane dalla realtà.

Ero sì pronta all'amore incondizionato di un figlio, ma alle notti in bianco, al pianto ininterrotto a causa di reflusso e coliche, alle difficoltà iniziali dell'allattamento, a questo non mi ero preparata. La stanchezza aveva preso il sopravvento e anche nella coppia iniziavano ad esserci grossi problemi e continui scontri che ci allontanavano sempre di più.

Credevo davvero di non farcela a superare quel periodo.

Gabriella ci ha accolti con grande professionalità, ci ha ascoltati e ha lasciato che ci sfogassimo con lei, infine ci ha creato un progetto su misura per il nostro cucciolo sensibile e irritabile. L'addormentamento inizialmente durava tantissimo e questo ci ha resi più pazienti e ci ha insegnato ad ascoltare e osservare Marco, ma soprattutto a prenderci del tempo per coccolarlo e farlo ridere ogni giorno. Abbiamo creato tantissimi giochi da fare insieme a lui e, sebbene i primi tempi fosse molto contrariato e non ne volesse sapere, con il passare del tempo abbiamo iniziato a vedere i primi risultati.

Con Gabriella abbiamo avuto la prova di quanto lui ci osservi e riesca a percepire qualsiasi nostro stato d'animo ed è per questo che cerchiamo sempre di parlargli tanto, ma soprattutto cerchiamo di rimanere coerenti con i nostri atteggiamenti.

Dopo mesi di notti insonni i risvegli sono diminuiti e adesso Marco finalmente dorme tutta la notte. Ovviamente nei periodi di dolorini ai denti o malesseri fisici è un po' più difficile gestirlo, ma riusciamo a trovare delle soluzioni creative a ogni situazione problematica, anche grazie alla nostra ritrovata serenità.

Saremo sempre grati a Gabriella, alla quale auguriamo tutto il bene del mondo, perché oggi se Marco ha due genitori uniti che stanno ancora insieme lo dobbiamo a lei.

CAPITOLO 4

Non tutti i bambini sono uguali

*Ciò che rende l'esistenza preziosa
sono i nostri sentimenti
e la nostra sensibilità.*
– Hermann Hesse

LE VARIE TIPOLOGIE DI BAMBINI: NON ETICHETTARE MA RICONOSCERE E COMPRENDERE

Per partire con il piede giusto nell'applicazione del metodo ReSleeping®, è importante definire a quale tipologia appartiene il nostro bambino. E come si fa a capire che tipo è?

Basterà individuare i tratti principali del suo carattere.

Per risolvere con più facilità la problematica del sonno, è utile raggruppare i bambini in quattro tipologie a seconda del loro tipo di personalità o di temperamento. Non si tratta di apporre loro un'etichetta senza tener conto dell'unicità di ognuno, in quanto le etichette sono sbagliate e influenzano la crescita della personalità del bambino, ma si tratta di capirne alcuni tratti che ci aiuteranno a comunicare meglio con loro. Grazie a una maggiore comprensione del temperamento del nostro bambino, otterremo risultati più veloci ed efficaci per migliorare la qualità del suo sonno.

Il temperamento, anche inteso come personalità, è già evidente dalla nascita: alcuni bambini piangono di più, altri invece sono tranquilli e si fanno prendere in braccio da tutti, mentre altri ancora si guardano intorno e sono grandi osservatori.

Qui sotto elenco le quattro tipologie principali e le loro caratteristiche, ma ricordatevi che un bambino non deve essere ricondotto solo a una di esse, quanto a un loro mix:

1. Prevedibile: è un bambino calmo, ponderato, dolce, affabile, con un temperamento tranquillo. Non piange quasi mai e mangia bene. Il cibo e il sonno non sono un problema. I genitori di questi bambini dicono che non hanno mai avuto difficoltà. Viene spesso definito dalle mamme "il bambino da manuale" perché compie tutti i progressi e i passaggi come descritto nei libri e davanti a un cambiamento non fa mai grande resistenza, adeguandosi sin da subito alle nuove regole o ai limiti stabiliti.

2. Adattabile: è un bambino che si adatta facilmente ai cambiamenti di luogo o di persone. Non ha bisogno di una routine ferrea perché riesce sempre ad abituarsi in ogni situazione, ritrovando un equilibrio in tempi brevi e con il minimo sforzo. In situazioni di eccessiva stanchezza può irritarsi leggermente, ma riesce tuttavia a calmarsi quasi subito e si lascia andare al sonno in modo naturale anche se si trova in un contesto non abituale. Socializza e si relaziona facilmente sia con i bambini che con gli adulti. Anche questa tipologia di bambino è abbastanza semplice da gestire.

Le due tipologie di bambini che presentano maggiori problemi di addormentamento e di risvegli notturni invece sono:

3. Eccitabile: è un bambino sempre sorridente, fiducioso, che vive il mondo esterno con grande entusiasmo. È un avventuriero, ama le novità, tende ad essere sempre in movimento e difficilmente si ferma per godersi le coccole, ma svicola ed è sempre alla ricerca di qualcosa di nuovo da scoprire.

Nel suo caso il corpo domina sulla mente, quindi i progressi nel movimento sono anticipati rispetto agli altri bambini. Sorride a tutti, è socievole per eccellenza, adora i complimenti e stare al centro dell'attenzione. Giocherebbe sempre, resiste al sonno e per lui dormire è una perdita di tempo. Spesso, quando è il momento di metterlo a nanna si riattiva, sembra non avere più sonno e fa fatica a rilassarsi. I suoi pisolini durano al massimo 30/40 minuti. Da neonato lo vedrete muovere velocemente gambe e braccia come se volesse già camminare. È naturalmente autonomo e tende a cambiare gioco spesso, perché fatica a concentrarsi su un'attività o un oggetto alla volta.

4. Sensibile/irritabile: i suoi sensi sono molto sviluppati e la percezione del mondo esterno per lui è "troppo". Per questo motivo tollera male i cambiamenti e scoppia in pianti inconsolabili. È un bambino più di concetto che di movimento. Il bimbo sensibile/irritabile ha bisogno di un ambiente tranquillo perché si spaventa dei rumori improvvisi. Non amando né la confusione né le variabili, esige delle abitudini giornaliere ripetitive perché, in caso di cambiamenti, va in crisi a causa della sua poca flessibilità. Ha una marcia in più rispetto agli altri perché essendo sensibile è anche creativo, ama tanto la musica, gli piace la lettura, ma percependo in maniera amplificata ogni stimolo del mondo esterno fatica di più a rilassarsi rispetto agli altri.

A causa della sua ipersensibilità non gli piace essere preso o toccato. Fa molta fatica anche ad adattarsi ai cambiamenti, come cambiare casa o ambiente, inoltre qualunque cosa non rispetti una sequenza lo manda in crisi: per lui i rituali sono fondamentali. Il suo approccio è quello di un grande osservatore, preciso, metodico, a tratti diffidente. Prima di fidarsi di una persona estranea ha bisogno di conoscerla molto bene.

È importante sapere che queste quattro tipologie sono solo punti di partenza e non di arrivo, quindi possono cambiare nel tempo, e con l'applicazione del metodo Re-Sleeping® i bambini tendono tutti verso la tipologia del bambino adattabile.

Se riusciamo a capire a quale tipologia appartiene nostro figlio, potremo capire meglio come comunicare con lui, aiutarlo, e di conseguenza applicare il metodo ReSleeping® nel modo più efficace. Come vi ho preannunciato, spesso i bimbi sono un mix delle varie tipologie, un segno dell'unione della personalità della mamma con quella del papà che insieme formano l'impronta genetica.

È bene precisare che il temperamento del bambino va a influenzare il modo in cui mangia, il modo in cui dorme e più in generale il modo in cui interagisce con il mondo che lo circonda.

Ad esempio, il *bambino prevedibile* è tranquillo, piange di rado, è facile da gestire, non ha sbalzi di umore, si fa calmare da tutti, ha un'espressione paciosa, ma vi assicuro che anche questi bimbi se non sono guidati nel modo giusto si trasformano. Ultimamente, in un bimbo prevedibile che conoscevo sono insorti problemi di sonno, perché la sua tata per un lungo periodo ogni volta che si risvegliava di notte gli aveva dato il ciuccio, per non svegliare il fratellino. Quindi, nonostante fosse partito bene, ha cominciato a svegliarsi di notte ogni ora e per questo motivo siamo dovuti intervenire, per aiutarlo a dormire come prima.

Il *bimbo adattabile* è molto simile al bimbo prevedibile, ma a differenza dell'altro gli basta avere una normale routine, al posto di una routine molto strutturata. Questo tipo di bimbo manda evidenti segnali quando ha sonno, sbadigliando e strofinandosi gli occhi. Al mattino appena sveglio non piange subito forte, ma fa solo qualche versetto o lamento mentre attende l'arrivo della mamma; quando gli viene proposta una nuova pappa, un nuovo letto o una nuova casa di solito non si sconvolge. I bambini adattabili sostengono molto bene gli spostamenti e con loro è davvero un piacere viaggiare; gli piacciono le situazioni nuove perché sono curiosi e vivono la novità in modo sereno. Sono dei bambini molto tranquilli, ve ne accorgete perché giocano da soli senza bisogno della presenza continuativa della mamma, che magari passa ogni tanto mentre lui gioca, e se lei gli fa un sorriso lui le sorride di rimando continuando a giocare.

Riguardo al *bambino eccitabile*, invece, bisogna ricordare che è quel bimbo che già da piccolo è un grande osservatore ed è proprio galvanizzato dal mondo esterno: si butta nelle avventure, anziché camminare corre, tende sempre a cambiare giochi, gli piacciono gli stimoli ed è attratto da tutto ciò che fa rumore o si illumina. Il metodo ReSleeping® per lui è perfetto perché prima di dormire può rilassarsi giocando, invece spesso le mamme prima della nanna gli impongono solo attività tranquille per calmarlo, dando per scontato che così lui si rilassi. Invece questa tipologia di bambino può raggiungere il rilassamento solo dopo aver scaricato tutte le proprie energie.

È un piccolo avventuriero che non ha paura di niente, è intraprendente, si arrampica ovunque e non appena impara a camminare parte e non lo si riesce a tenere fermo, col risultato che rischia spesso di mettersi anche in situazioni pericolose. Con questa tipologia di bambini io consiglio sempre il box modulabile, per evitare che i genitori siano costretti a diventare dei veri e propri guardiani, in attesa di qualche mossa inaspettata. Sono anche dei bambini molto determinati che fanno scenate quando non gli viene dato quello che vogliono. Alcuni studiosi li definiscono molto reattivi e impegnativi, ma in realtà hanno solo un fiume di energia che non sanno incanalare e quindi sono sempre su di giri. Sono leggermente moderati solo se presentano una componente di sensibilità o di irritabilità.

Infine, il *bambino sensibile*, detto anche irritabile o super sensibile, dal punto di vista emotivo è molto recettivo e si innervosisce facilmente. Da neonati li riconoscete perché sono quelli che piangono di più, poiché non sopportano di essere toccati, mal tollerano i rumori, le sollecitazioni ambientali, i forti odori, le luci, e quindi tutto deve essere calibrato su misura per loro.

Crescendo, piano piano riescono a superare questa ipersensibilità ma quando sono piccoli tutto è amplificato e per loro sembra essere "troppo". Hanno difficoltà ad addormentarsi perché sono spesso iper-stimolati e fanno fatica a rilassarsi, ma sono bimbi che dormono bene e a lungo se li si guida con il metodo ReSleeping®.

In caso di bambino sensibile/irritabile è importante applicare sempre uno schema ben preciso e provare a immettere piccole variabili, altrimenti potrebbe andare in crisi e iniziare a svegliarsi di notte. Per aiutarlo possiamo comunicargli di volta in volta la presenza di un cambiamento, lasciandogli il tempo di adattarsi affinché lui lo accetti. Il mio consiglio è quello di mantenere comunque una routine solida dal lunedì al venerdì e inserire le variabili, come l'addormentamento fuori fatto in passeggino o in altro luogo, alternando mamma e papà nel fine settimana. Mettete in conto qualche giornata di assestamento, ma dopo un po' il bimbo si abitua. Magari il papà potrebbe essere stato lontano alcuni giorni per lavoro ed è giusto che si goda anche lui i figli senza la paura di interrompere la loro routine, ma che sia anzi felice di poter finalmente trascorrere del tempo tutti insieme.

È molto importante capire qual è esattamente la tipologia del vostro bambino per utilizzare al meglio il metodo ReSleeping® o potrebbe sembrarvi che non funzioni. Capisco che a volte, un po' per inesperienza un po' per il troppo coinvolgimento emotivo, è difficile individuare subito la tipologia anche perché spesso sono mescolate tra di loro, ma ripeto che è davvero fondamentale per stabilire la procedura di rilassamento adatta a lui, e quindi come procedere con l'addormentamento.

L'ACCETTAZIONE: OGNI MAMMA E OGNI PAPÀ HANNO IL LORO BAMBINO

Perché alcuni genitori non riescono ad accettare la natura del loro bambino e di conseguenza non riescono a gestirlo? Spesso può capitare di avere delle aspettative che non corrispondono a chi è in realtà il proprio bambino.

Certo, tutti i genitori inizialmente pensano di volere un bambino adattabile per continuare la loro vita come prima senza troppe rinunce o cambi di abitudini, forse condizionati dalle immagini pubblicitarie che si vedono in tv o sui giornali di bambini serafici che dormono, mentre avere un figlio sensibile/irritabile, o eccitabile, comporta un vero e proprio cambio di rotta. La verità è che il bambino che ogni genitore ha è esattamente quello giusto per lui, e se si riesce a cambiare prospettiva si vedrà che ogni bambino porta una gioia immensa ai propri genitori, perché riesce a dare loro davvero tanto.

Credo sia molto importante abbassare le aspettative rispetto a come dovrebbero essere i nostri figli, tenendo presente che il loro temperamento è solo un punto di partenza sul quale si deve lavorare per aiutarli a superare i loro e i nostri limiti.

A tal proposito, una mamma una volta mi ha confidato che non immaginava che avere un figlio le avrebbe fatto rivivere quello che lei era stata da bambina e rimettere tutto in discussione. La più grande crescita umana e personale avviene proprio diventando genitore, perché i bambini tendono a ribaltare ogni volta tutte le nostre convinzioni.

È bene iniziare a comprendere meglio il bambino che avete e non quello che pensavate di voler avere e il primo passo è l'accettarlo per quello che è, perché, come già detto, ogni bambino è giusto per i suoi genitori.

Vi esorto ad aprire i vostri occhi e i vostri cuori di fronte a un bambino meraviglioso che può aiutarvi a mettervi alla prova, a superare i vostri limiti e a crescere. Amo definire i bambini "i grandi insegnanti", perché grazie a loro ho imparato tantissimo e sento che ho ancora tanto da imparare. Anche voi dovete fare lo stesso.

COME LE EMOZIONI DEI GENITORI INFLUENZANO LO STATO D'ANIMO DEL BAMBINO

In che modo i genitori influiscono sul temperamento e la personalità del bambino? Attraverso la loro storia e il loro modo di essere, ma vediamo bene come.

Sicuramente il temperamento del bambino deriva da una componente genetica, ma alcuni avvenimenti, certe esperienze e situazioni particolari possono segnare la sua personalità già da piccolissimo: una gravidanza complicata, la tipologia di parto o di allattamento, avere una mamma da sola o un papà che viaggia tanto, e altro ancora.

Quando ho letto che alcuni studi hanno dimostrato che il comportamento dei genitori può modificare le connessioni cerebrali dei figli, ho capito che lavorare su di loro avrebbe di sicuro aiutato anche i bambini ad essere guidati nel modo migliore. Invece di rassegnarsi a dire che un bambino "è fatto così", bisogna andare all'origine. Come sono mamma e papà? Come possono essere aiutati ad essere più sereni, più tranquilli, e quindi migliori? Bisogna dar loro gli strumenti per capire cosa succede ai loro figli e perché.

Vi invito a dare uno sguardo agli esperimenti svolti dal Dott. Edward Tronick, ricercatore, esponente dell'*Infant Research* e studioso delle interazioni *face to face* per la comprensione dello sviluppo della personalità umana.

Con i suoi studi, ha accertato che la comunicazione tra madre e bambino non è a senso unico, ma che lo scambio avviene sempre, sin da neonato, e influenza in modo elevato la personalità del bambino.

Di solito quando una mamma esprime le sue emozioni anche il figlio tende a farlo, che sia piangere, ridere o mettere il broncio. Per esempio, il bambino di una mamma giocherellona che rideva spesso, rideva molto sin da piccolissimo, mentre ho conosciuto una mamma che aveva alle spalle diverse disavventure e anche il suo bimbo faceva fatica a sorridere. Aiutandola a ritrovare il buon umore, piano piano è riuscita a contagiare con delle emozioni positive anche il suo bambino.

Lo stato emotivo di un bambino si può capire dal suo sorriso; si dà sempre più importanza al pianto, ma in realtà anche il riso ha rilevanza e ne ha anche di più in quanto è un indicatore del benessere del bambino.

Le personalità dei genitori possono quindi influenzare il comportamento del loro bambino, proprio perché il suo temperamento non è immutabile. La plasticità del cervello del bambino si manifesta in diversi modi; per esempio, dei bimbi inizialmente timidi hanno superato la loro introversione grazie a genitori intraprendenti che, con il loro esempio, li hanno resi più sicuri e socievoli. Ne consegue che anche l'ambiente che il bambino respira e vive va ad influenzare la sua personalità.

Ogni lato della personalità ha un suo opposto quindi, a seconda di come viene orientato il suo comportamento, il bambino prende una delle due direzioni e siamo proprio noi genitori a influenzarlo, sia con l'esempio che diamo sia con quello che siamo e comunichiamo. Se i genitori non credono che il figlio timido possa aprirsi, per lui sarà molto più difficile riuscirci perché viene condizionato da quello che pensano di lui, o da quello che pensa la maestra, la tata, e in generale da quello che pensano le figure educative che trascorrono più tempo con lui. Ricordiamo che ogni bambino può cambiare, anche uno tranquillo può diventare vivace.

Un esempio è quello di una mamma che è stata costretta a rientrare a lavoro troppo presto, più o meno quando il bambino aveva tre mesi; avrebbe dovuto fare il part time e invece le hanno dato subito un full time, cosa che lei ha vissuto come un'ingiustizia. Nonostante avesse un bambino super tranquillo, di notte sentiva il bisogno inconscio di trascorrere con lui il tempo che non riusciva ad avere di giorno, e così il bimbo ha iniziato a svegliarsi di notte in modo da restare sempre con la mamma; non voleva più prendere da nessun altro il biberon per la poppata serale, diventando molto selettivo, perché la mamma, involontariamente, aveva innescato questo meccanismo.

Non mi stancherò mai di ripetere che la comunicazione è fondamentale, perché spesso ci si focalizza sull'aspetto comportamentale del bambino, ma finché la madre non diventa cosciente del messaggio inconscio che invia al figlio, non si potranno ridurre i risvegli notturni o impostare l'addormentamento autonomo. Bisogna prima affrontare quello che non va dentro di noi e comunicarlo al bambino attraverso lo step della riconciliazione, il passaggio che fa aprire tutte le porte, anche quelle più chiuse. Più avanti spiegherò meglio di cosa si tratta.

Eccoci qui a raccontarvi l'esperienza con il nostro piccolo, che ora ha sette mesi. Siamo Giulia e Andrea, genitori di Filippo, bambino sensibile, irritabile e a tratti eccitabile… all-in.

A distanza di mesi abbiamo completamente rimosso com'era prima del metodo Resleeping®. Abbiamo dovuto fare un enorme sforzo mentale e sfruttare tutta la tecnologia in nostro possesso (abbiamo rivisto le mail e i messaggi che ci scrivevamo) per ricordarci quel periodo. Sì, perché visto che stiamo bene ci sembra che sia passata un'eternità, ma in realtà ad oggi sono solo tre mesi.

Filippo è nato in pieno giorno, con gli occhi aperti e una voglia enorme di curiosare nel mondo. Appena l'abbiamo visto, ci siamo guardati e ci siamo detti che non sarebbe stato facile, soprattutto per due genitori alle prese con il loro primo figlio. Già dai primi giorni in ospedale, ci siamo resi conto che rumori o luci più intense lo destabilizzavano e non ha quasi dormito. Tornati a casa, la situazione non è migliorata, anzi. Avevamo preparato una culla vicino al nostro letto, ma per i primi tre mesi è rimasta lì a prendere polvere, ci credete? Lì dentro lui non ci voleva stare, appena lo si provava a mettere giù iniziava a piangere e lamentarsi, con il risultato che finiva nuovamente tra le nostre braccia.

Lo addormentavamo in braccio, ma si risvegliava ogni volta che lo appoggiavamo nella culla, oppure erano i rumori esterni a svegliarlo. L'unico modo in cui riuscivamo a farlo dormire senza che si spaventasse, era tenendolo addos-

so a noi: eravamo diventati noi la sua culla. Dopo un po' ci abbiamo rinunciato e Filippo ha dormito tra di noi per buona parte dei suoi primi mesi di vita. È quindi iniziata una routine malsana fatta di ore in piedi a cullarlo, suonando qualsiasi cosa o inventandoci l'impossibile per rilassarlo, ma spesso l'unico modo era mettersi a letto e attaccarlo al seno. Come se non bastasse, appena i suoi sensi hanno iniziato ad acuirsi persino le passeggiate erano diventate impossibili. Quando la stanchezza incombeva, non riuscendo a trovare un modo per rilassarsi (non ha nemmeno mai preso il ciuccio), si infastidiva e iniziavano i pianti disperati.

Ci sentivamo imbrigliati in una situazione che sembrava non avere soluzione e dall'altra parte ci stavamo perdendo tutte le gioie dei primi momenti con lui. Quando cercavamo supporto nel tessuto attorno a noi, la frase più gettonata era «ah, è normale che non dorma, vedrete che piano piano tutto passerà». Ma non era così, eravamo giunti alla consapevolezza che non riuscisse a rilassarsi in modo autonomo. Sapevamo di dover agire, e anche in fretta, ma non avevamo gli strumenti per farlo.

In quel periodo, se ci trovavamo in posti diversi e guardando fuori dalla finestra scorgevamo giornate particolarmente ventose, ci scrivevamo «speriamo arrivi una Mary Poppins a darci una mano». In realtà, non abbiamo aspettato il caso, ma ci siamo informati bene. Avevamo capito che metodi drastici come lasciar piangere a lungo il bambino sarebbero risultati controproducenti con lui, che ci spaventava mettendosi a ticchettare con la testa se sottoposto a un tale livello di stress. Cercando metodi più in linea con la nostra idea di vita, più ragionati e più presenti, abbiamo scoperto la realtà di Resleeping®, in cui non si parlava solo di sonno, ma anche di rilassamento, gioco ed autonomia. Senza pensarci due volte, abbiamo contattato Gabriella e parlando con lei ci siamo resi conto che sembrava conoscere Filippo meglio di noi. Dopo tanta incomprensione, ci siamo sentiti capiti e avvolti da una bella coperta calda. Ci siamo iscritti al gruppo privato su Facebook ReSleeping® MOMs e già dopo un mese di lavoro le cose avevano preso una piega diversa. Siamo riusciti a utilizzare quella famosa culla, per la gioia nostra e del piccolino che sembrava non aspettare altro. Giulia ha continuato ad allattare, ma ha dissociato l'allattamento al seno dalla nanna per poter iniziare anche l'apprendimento dell'addormentamento autonomo.

Nonostante Filippo facesse progressi, abbiamo chiesto una consulenza a Gabriella, perché ci eravamo resi conto di dover ancora lavorare su diversi aspetti. È qui che ci si è aperto un mondo. Sappiamo che la cosa più importante sono i risultati ottenuti, ma fidatevi che il percorso intrapreso è davvero un valore aggiunto. Entrare nel mondo di Filippo, imparare a decifrarlo e ad aiutarlo a esprimere le sue ansie, paure ed emozioni ci ha permesso di tuffarci dentro noi stessi in un viaggio che non è ancora finito.

Ah sì, ci eravamo dimenticati di dirvi che lui ora dorme nel suo lettino, nella sua stanza e ad oggi, nelle nottate migliori, dorme dalle 21:00 alle 06:00. Quindi ecco, abbiamo trovato la nostra Mary Gabriella Dellisanti Poppins, ma attenzione: non è magia, lei vede "l'essenziale che è invisibile agli occhi".

Una persona per noi molto importante ci diceva spesso che alcuni individui sono delle "porte", se trovi quelle giuste hai la possibilità di fare un salto di qualità nella tua vita. Grazie Gabriella, non solo perché sei stata la "porta" che ci ha messo in comunicazione con Filippo, ma perché ci hai permesso di ritrovare delle parti di noi stessi che si erano sopite.

CAPITOLO 5

Il rapporto con il bambino

Il modo più vero per sentire è ascoltare.
– Yves Congar

LA STORIA

Partendo dal presupposto che la storia personale di ognuno di noi è l'elemento che determina la nostra unicità, nel corso della mia carriera mi sono resa conto che spesso è possibile avere un'idea di come sia il bambino ancor prima di osservarlo, analizzando la storia della mamma dal momento del concepimento o addirittura dal momento in cui si è manifestato il desiderio di averlo. Fondamentale è anche tutto il periodo della gravidanza, che è il momento in cui viene a formarsi questa nuova creatura. Durante la gravidanza la storia della mamma è la storia del bambino, si sovrappongono e coincidono almeno per i primi nove mesi. Solo una volta nato il bambino avrà una sua storia personale, che durante i primi due anni di vita verrà enormemente influenzata dai genitori e dalla loro stessa infanzia.

Così, quando comincio a conoscere mamma e papà mi faccio raccontare la loro storia in quanto figli, fidanzati, compagni e genitori. Chiedo loro perché hanno deciso di avere un bambino e che cosa si aspettano. Tutto questo è fondamentale perché si chiama *origine*. L'origine non riguarda il luogo di nascita o la cultura della persona, ma il pensiero che ha originato il bambino, perché questo li legherà per tutta la vita.

Ed è proprio attraverso questo legame che una mamma comprende come comunicare con il proprio bambino grazie al loro linguaggio unico.

Gli studiosi hanno scoperto che la storia di ognuno di noi è fondamentale, perché è il mezzo con cui si cerca di dare un senso agli eventi della vita. Per questo, dalla notte dei tempi, agli esseri umani è sempre piaciuto ascoltare la storia degli altri e raccontare la propria. La narrazione è un tratto fondamentale di ogni cultura: l'uomo sente la necessità di condividere le proprie esperienze con gli altri al fine di trovarci un significato, soprattutto nell'antichità, in cui le storie venivano tramandate di generazione in generazione insieme al loro insegnamento.

Anche per i bambini è così. Per questo durante la gravidanza si consiglia di evitare stress, preoccupazioni e di essere più felici e tranquille possibile, perché il bambino apprende e trattiene dentro di sé tutte le emozioni e quando nasce è già portatore della storia della mamma.

Parte fondamentale della prima storia del bambino sono anche il travaglio e il parto, capaci di influenzare tutta la sua infanzia. Per questo adesso gli ospedali cercano più che in passato di non medicalizzare la nascita, evitando di intervenire troppo sul bambino, considerando il parto per quello che è veramente, ovvero un evento naturale. Ad esempio, fino a qualche anno fa, appena il bimbo nasceva veniva prima lavato e "profumato" e poi dato alla mamma; adesso invece viene pulito sommariamente, affinché mantenga il suo odore, e poi viene subito dato alla mamma per permettere l'instaurarsi della loro connessione anche tramite l'olfatto, oltre che col contatto *skin to skin*, cioè pelle a pelle, che va fatto subito dopo la nascita per almeno due ore. In questo modo il legame tra madre e bambino, che si è già creato durante la gravidanza, si consolida ancora di più sia con lei che con il papà che gli sta accanto.

Conoscendo tante famiglie mi sono resa sempre più conto di come l'approccio emotivo dei genitori influenzi il bambino, andando a incidere sul delicato meccanismo sonno-veglia. Se la mamma vive la gravidanza, il travaglio, il parto e il post-parto con tranquillità e sicurezza, ciò influenzerà in maniera positiva il bambino, che a sua volta sarà sereno, mentre al contrario se lei vive tutto con ansia e preoccupazione anche il bimbo ne risentirà, e di conseguenza potrebbero presentarsi dei problemi nel sonno.

Quello che la mamma può fare fin da subito, sia durante la gravidanza che dopo la nascita, è comunicare con il proprio bambino. Se parliamo spesso e spieghiamo al nostro bambino quello che ci sta succedendo e perché, il bambino comincia a capire quello che accade. Magari non coglie tutto il senso linguistico delle nostre parole, ma percepisce ciò che proviamo mentre gli parliamo e, se gli spieghiamo dei concetti semplici, impara a comprenderci attraverso il linguaggio del corpo e delle emozioni. Ormai è dimostrato che la mente del bambino cerca di dare un senso all'ambiente che lo circonda regolando il suo stato emozionale interno attraverso la relazione con i genitori, e questo non avviene solo dal sesto mese o dal primo anno, ma dal primo momento di vita.

Visto che la storia della mamma si sovrappone in parte con quella del bambino, è anche possibile che diventando mamma lei riviva alcuni episodi della propria infanzia.

Conoscevo una mamma che aveva un problema con il pianto del figlio, doveva allontanarsi da lui ogni volta che piangeva perché entrava in uno stato di ansia e panico. Quando me lo ha raccontato, le ho spiegato che quel tipo di reazione era probabilmente dovuta al fatto che il pianto del figlio scatenasse in lei dei ricordi negativi del suo passato di bambina, così si è rivolta a uno psicologo per affrontare il problema. È quindi riuscita a reagire meglio al pianto del bambino, il quale a sua volta ha pianto sempre meno.

Ricordate: **quando c'è un problema va sempre risolto il prima possibile.**

Almeno fino ai due anni, lo stato emotivo del bambino viene regolato dallo stato emotivo della mamma come se fossero una sola persona. Quindi, se lei è agitata, il bambino si agita senza capire il perché. È dunque essenziale che la mamma per prima si tranquillizzi se vuole tranquillizzare anche il suo bambino.

Spesso però le mamme non riescono a conservare uno stato emotivo rilassato perché sono troppo coinvolte emotivamente, e questo l'ho capito osservando una mamma di base ansiosa e spesso agitata che con un bambino che non era suo figlio riusciva ad interagire tranquillamente, mentre con suo figlio andava nel panico ad ogni suo comportamento.

LA SINTONIZZAZIONE

Un tempo si pensava che la maturazione neurologica derivasse esclusivamente dal patrimonio genetico, oggi invece le neuroscienze hanno dimostrato che sono le esperienze a creare le reti neurali, la moltiplicazione delle connessioni sinaptiche, la selezione e l'attivazione di alcune popolazioni neuronali piuttosto che di altre.

Come sostengono gli studiosi, la mente della specie umana si sviluppa all'interno di una relazione che si struttura innanzitutto attraverso un dialogo non verbale, determinante per la qualità dell'apprendimento. Fondamentale per un corretto sviluppo è la sintonizzazione tra madre e bambino, che consente alla mente del bimbo di apprendere e strutturarsi. Lo sviluppo del bambino sarà positivo o negativo a seconda di come lo elabora la sua struttura mentale e sarà inoltre influenzato dalla struttura psichica della madre: la mamma trasmette al bimbo e il bimbo elabora quello che la madre gli trasmette.

È ormai accertato che l'attività regolante primaria svolta dalla madre si fonda soprattutto sulla modulazione dei processi fisiologici, dei cicli sonno-veglia, della termoregolazione, della nutrizione etc., di conseguenza l'apprendimento non è la semplice registrazione di un evento, tanto meno nel bambino, ma avviene sempre nell'ambito di una relazione e viene modulato attraverso l'affettività o dal legame madre-bimbo.

La sintonizzazione è il legame che si instaura tra la mamma e il bambino al momento del concepimento e viene rinforzato durante i nove mesi di gravidanza. Il bambino inizia a capire tante cose sulla sua mamma perché ne sente i dialoghi, e impara a capire le sue reazioni fisiologiche alle emozioni.

Tale legame si consolida durante i primi anni di vita, divenendo un canale di comunicazione fondamentale che permette alla mamma e al bambino di comunicare attraverso le emozioni, al fine di definire sempre meglio i ruoli, cioè la madre è alla guida e il bambino la segue, distinzione necessaria nel momento in cui si decide di intraprendere un cambiamento.

Madre natura ha creato questo legame per far sì che la mamma si prenda cura del suo bambino, dato che da neonato ha bisogno al 100% della sua mamma. Mantenere la sintonizzazione in equilibrio è fondamentale per la buona riuscita della comunicazione, che non funziona bene se ci sono dei nodi che non si sono sciolti tra la mamma e il bambino, ed è qui che entra in gioco l'importantissimo ruolo della riconciliazione.

Faccio un esempio per chiarire meglio il concetto.

Nel caso in cui il bambino sia sempre stato addormentato in passeggino, se la mamma decide di metterlo nel lettino bisogna prima aprire il canale di sintonizzazione e comunicare con lui per renderlo disponibile al cambiamento, se invece non è ben *sintonizzato* con la mamma, quando ciò avverrà potrebbe esserne contrariato e piangere, come per dire: «Io non voglio dormire nel lettino, voglio il passeggino».

La sintonizzazione è come un segnale radio: se non è ben sintonizzato, si avverte solo un rumore di fondo, mentre se viene posizionato nel modo giusto, si sente una melodia chiara e pulita. Quando la mamma non è sintonizzata con il proprio bambino, non percepisce ciò che lui vorrebbe comunicare, perché il bambino non è in grado di verbalizzare, ma ha bisogno che qualcuno intuisca le sue emozioni.

È meraviglioso osservare una mamma e un bambino interagire e vedere come avviene lo scambio di comunicazione, che non è fatto di parole vere e proprie, ma di stati emotivi. Quando la mamma apre il canale di comunicazione, il bambino comprende tutto; secondo Stern (2005) tutto questo avviene grazie alla sintonizzazione affettiva tra madre e bambino.

Ritornando all'esempio del lettino, dopo aver comunicato al bambino il cambiamento si potrà iniziare a utilizzare il lettino come luogo di gioco per alcuni minuti al giorno, in modo da farlo ambientare e renderlo gradualmente il posto dove lui farà i riposini di giorno, per poi farlo riposare lì la sera e infine la notte.

Utilizzare questo tipo di sintonizzazione renderà il processo naturale e il bambino, perfettamente in linea con la mamma, non piangerà e la seguirà nel cambiamento, che avverrà in modo lento e graduale. All'inizio, quando stiamo cominciando ad applicare il metodo e non siamo ancora perfettamente sintonizzati, per facilitare la comunicazione consiglio di utilizzare un espediente che io chiamo *l'assistente*: anziché rivolgersi direttamente al bambino, si può usare uno dei suoi pupazzi preferiti, spiegando a lui tutto quello che andremo a fare. Questo piccolo giochetto rende il bambino più aperto al cambiamento, perché non è diretto a lui ma al suo amico peluche, di conseguenza il bimbo si rilassa e si diverte, aprendo il canale della sintonizzazione e permettendo al messaggio di arrivare forte e chiaro.

L'assistente è un valido aiuto che utilizzo anche in altre fasi del metodo, quindi è sempre meglio tenerlo a portata di mano.

Un errore comune è il pensare che il bambino non capisca nulla e trattarlo come un soggetto secondario, finendo per innervosirlo ancora di più. È necessario invece rivolgersi a lui, fin da neonato, coinvolgendolo in ogni nostra azione e parlandogli proprio come se fosse una persona adulta, con il massimo rispetto e riguardo. Anche nell'addormentamento vale questo principio, noi infatti possiamo proporgli alcune di modalità di rilassamento, ma poi sceglie lui quale preferisce, e solo così l'addormentamento autonomo può essere naturale.

Non dimentichiamo che i piccoli piangono per comunicare le loro necessità, i loro bisogni, ed è compito dei genitori riuscire a capire cosa vogliono dire e consolarli. Purtroppo, quando la mamma è troppo stanca è tutto più difficile, in quanto le sue emozioni sovrastano il messaggio di base e ciò che arriva al bambino è distorto.

Ogni volta che comincio una nuova consulenza, rassicuro i genitori che non capiscono il pianto del figlio spiegando loro come interpretarlo, perché ogni pianto è differente e ha un significato. Spiego anche come comunicare in modo corretto con lui, come organizzare le sue giornate, e di solito nei giorni successivi i genitori mi dicono che gli episodi di pianto sono sempre più sporadici.

Questo concetto viene trattato e spiegato molto bene anche nel gruppo Facebook ReSleeping®, il primo gruppo in Italia dedicato al sonno del bambino da zero a tre anni, che ho creato per supportare tutte le mamme che hanno dei bambini che la notte non dormono. Il processo di sintonizzazione può essere impegnativo i primi tempi, per cui è ancora più importante condividere la propria esperienza con le mamme e i papà del gruppo e sostenersi a vicenda nel processo di miglioramento in atto.

LA COMUNICAZIONE

Come ho già accennato, la comunicazione è uno dei fondamenti del metodo ReSleeping®.

I primi tre anni di vita sono cruciali per lo sviluppo cerebrale del bambino che acquisisce abilità sociali, emotive, linguistiche e motorie in modo velocissimo. Secondo il Dott. Jack Shonkoff dell'Università di Harvard, nel cervello di un bambino si formano settecento neuroni al secondo per i primi cinque anni di vita.

Gli studi hanno anche stabilito che il contatto fisico ha un'importanza addirittura superiore a quello emotivo, in quanto rappresenta una delle migliori forme di comunicazione. Infatti, le coccole sono una parte fondamentale nel metodo ReSleeping®, che non dobbiamo mai far mancare ai bambini. Lo sviluppo cerebrale dei bambini si potenzia quando i genitori giocano, cantano, leggono insieme a loro, gli parlano, gli raccontano una storia e prestano loro attenzione, amore, affetto; non è assolutamente vero che così facendo si finisce per viziarli.

È importantissimo spingere il bambino a imparare, esplorare, capire, essere creativo e indipendente, considerandolo sempre come una persona con cui creare un dialogo ed esprimere i propri sentimenti. Dobbiamo sforzarci di tirare fuori tutto ciò che sentiamo dentro e spiegargli sempre ciò che stiamo per fare, in quanto lui vive il mondo attraverso di noi.

Non appena riusciamo a comunicare con lui in modo corretto, si crea un'unione profonda con il bambino, che improvvisamente accetta tutto quello che si è provato tante volte a fare senza successo. Non si tratta di magia, ma di impegno e costanza nel cercare di sintonizzarsi e comunicare con lui nel modo che ci consente di diventare la guida di cui ha bisogno, mentre se i genitori a causa di inesperienza o stanchezza non riescono a comunicare, il bambino finisce per imporsi come guida, cosa che porta al caos soprattutto durante gli addormentamenti. Ricordate che l'unica guida deve essere il genitore, perché il bambino non solo non ha una struttura cerebrale adatta a questo compito, ma soprattutto ha bisogno di chi gli indichi la strada.

La comunicazione non deve essere instaurata solo con la mamma, ma deve esserci una sinergia tra mamma e papà perché così, quando lei è stanca e non riesce più a connettersi con il bambino, può chiedere aiuto al papà. Questo rientra nell'ottica di un necessario lavoro di squadra, visto che le mamme non possono e non devono controllare sempre tutto.

Tornando alla comunicazione, ricordo che non si può comunicare al bambino che cambieranno le modalità di addormentamento mentre lo si sta già facendo, bisogna dirgli prima cosa si ha intenzione di fare dopo, così da prepararlo, altrimenti finirà per rifiutare il cambiamento. Bisogna aiutare il bambino ad arrivare ad una condizione di disponibilità, affinché il cambiamento diventi naturale, così il bimbo non verserà una lacrima e rimarrà tranquillo mentre gioca con i genitori.

Il metodo non funziona quando la comunicazione non è prima di tutto consolidata e accettata da entrambi i genitori: se i genitori non sono completamente d'accordo sull'attuazione del metodo è molto difficile che funzioni, d'altronde come in ogni cosa è necessario avere un'unicità di intenti per raggiungere l'obiettivo desiderato.

Il mio ruolo è quello di guidare i genitori verso il cambiamento, ma se loro non voglio farsi aiutare la situazione non cambierà mai, pur mettendo in pratica ognuno dei sette passi.

Non esiste nessuna bacchetta magica, che sia ben chiaro, il cambiamento lo mettono in atto i genitori insieme al bambino, il mio compito è solo quello di renderli autonomi.

Aiutare un bambino a operare un cambiamento non vuol dire diventare rigidi o togliergli l'affetto, ma dirgli con fermezza e amore quello che si andrà a fare. Bisogna però fare attenzione che non si dica qualcosa con le parole e un'altra con i fatti. Dato che il bambino è capace di percepire le nostre emozioni, è indispensabile essere coerenti e che ciò che viene detto corrisponda a ciò che mettiamo in atto.

Per esempio, se una mamma dice al bambino che non può più dormire nel lettone, ma nel frattempo è dispiaciuta perché lo vorrebbe ancora con sé, significa che non è ancora pronta al cambiamento, quindi è meglio lasciare le cose come sono, tanto anche se prova a farlo dormire nel lettino lui non ci dormirà mai, in quanto percepisce l'opposizione inconscia della madre. Dormire nel lettone non è mai un problema se mamma e papà lo desiderano, l'unico vero problema è l'incoerenza tra parole e decisioni. Quando la mamma avrà maturato dentro di sé la consapevolezza di voler davvero mettere in atto questo cambiamento, allora potrà comunicarlo al bambino e attuarlo, così il cambiamento avverrà in maniera naturale. Quando la comunicazione è incoerente non è efficace, visto che i bambini ci leggono dentro e capiscono subito se diciamo una cosa e ne pensiamo un'altra.

Ricordiamoci che la comunicazione deve sempre venire prima dell'azione.

LA RICONCILIAZIONE

In alcuni casi potrebbe capitare che la comunicazione non sia efficace e non stia funzionando. Non accade spesso, ma quando vi accorgete di questo è necessario andare un po' più a fondo, perché potrebbero essere presenti delle interferenze.

A volte sono delle cose banali, solo dei pensieri. Può essere qualcosa che ci infastidisce, ci agita, un senso di colpa che impedisce alla comunicazione di fluire in modo corretto. Quando ci si ritrova in questa condizione si può ricorrere alla riconciliazione, il momento in cui la mamma si mette a nudo con il figlio, verbalizzando qualcosa riguardante se stessa e il bambino, al fine di eliminare ciò che interferisce nella sintonizzazione con lui.

Per riuscire a far scorrere nel modo migliore la comunicazione tra i genitori e il bambino bisogna sciogliere questi blocchi, queste interferenze, grazie alla riconciliazione.

La riconciliazione, ad esempio, è il momento in cui i genitori chiedono scusa al figlio per ciò che hanno fatto in modo involontario. Ho conosciuto una famiglia che voleva tanto un maschietto e invece ha avuto una femminuccia, finendo per trasmettere alla bambina tuta loro tacita delusione. Ovviamente non potremo avere mai la certezza che sia stato proprio quello a influire sulla difficoltà nel dormire, ma il momento della riconciliazione è servito proprio a tirare fuori tutto il non detto tra genitori e figlia e a ritrovare il loro equilibrio interiore.

Io consiglio alla mamma e al papà di avvicinarsi, uno per volta, al bambino che si è appena addormentato, di sedersi vicino al lettino e cominciare a dirgli tutto ciò che sentono di voler dire, come una sorta di flusso di coscienza.

Posso assicurarvi che quelle parole vanno ad appianare qualsiasi interferenza che, se non viene verbalizzata, impedisce una corretta comunicazione e non riesce a far rilassare il bambino. Nel caso specifico di cui vi ho parlato, la bimba necessitava di un momento di accettazione esclusiva con la mamma, infatti, da quando la mamma ha iniziato la pratica della riconciliazione i suoi risvegli notturni sono terminati.

Spesso, per risolvere i problemi più grandi i genitori si fanno supportare da uno psicologo che li aiuta a compiere dei passaggi a livello emotivo che altrimenti sarebbero davvero complicati fare da soli. Per cui, se sentite l'esigenza di rivolgervi ad un professionista, vi consiglio di farlo il prima possibile, perché vi aiuterà a risolvere non solo i problemi con il vostro bambino ma soprattutto quelli con voi stessi.

A detta di tante mamme che l'hanno provata, la riconciliazione è un vero e proprio momento magico in cui si apre il proprio cuore, liberandolo dai pesi che porta dentro.

Ciao, sono Alessia, mamma di Riccardo, bimbo eccitabile e sensibile che adesso ha due anni e quattro mesi, ma quando abbiamo iniziato ad applicare il metodo ReSleeping® aveva diciotto mesi. Vorrei cominciare la mia testimonianza con una frase che ho detto proprio ieri a mio marito e cioè: «Se non avessimo incontrato Gabriella sarebbe andato tutto a rotoli» ed è vero. Cosa intendo?

Intendo che la nostra serenità come coppia è stata messa gravemente in pericolo dal fatto che non dormivamo mai perché Riccardo si svegliava circa dodici volte a notte, e l'aiuto di Gabriella è stato fondamentale non solo per far dormire nostro figlio tutta la notte, ma per salvare il nostro matrimonio, insegnandoci a migliorare la comunicazione all'interno della nostra giovane famiglia, al fine di entrare in contatto con nostro figlio. Infatti, quando ho iniziato a lavorare con Gabriella mi sono resa subito conto che non avevo mai veramente comunicato con Riccardo. Lui era molto nervoso quando esprimeva i suoi bisogni ed esigenze, dato che noi non riuscivamo a capirlo e soprattutto facevamo molta fatica a spiegargli eventuali no o altri insegnamenti.

Ho incontrato Gabriella la prima volta a seguito della compilazione di un questionario e lei, già solo leggendo le mie risposte ha capito che avevo un problema da superare dentro di me ed era vero. Avevo un trauma legato alla nascita di Riccardo, perché purtroppo il parto non è stato proprio come me lo ero immaginato, cioè un parto naturale assieme a mio marito, ma è stato tutto il contrario. Ho partorito con quasi due mesi di anticipo a causa di una grave rottura della placenta e tanto sanguinamento, a seguito del quale sono stata ricoverata per eseguire un cesareo d'urgenza nella notte. Il seguito è stato ancora peggio perché sono stata subito separata dal mio bambino che, non avendo la capacità di respirare da solo, è stato ricoverato in terapia intensiva dove è rimasto un mese. I primi giorni non sono riuscita neanche a vederlo perché non potevo alzarmi dal letto a causa di un effetto collaterale dell'anestesia. L'unico modo per allattarlo era tirarmi il latte che poi gli veniva dato attraverso il sondino nasogastrico, finché dopo circa un mese, durante il quale ha avuto delle spaventose crisi respiratorie, è stato dimesso.

Insomma, quel mese in ospedale non è stata proprio una passeggiata per nessuno.

Quando siamo tornati a casa tutto sembrava passato. Riccardo stava bene, ma io no, avevo dentro mille sensi di colpa per quello che era successo; incolpandomi della rottura della placenta, mi colpevolizzavo per non averlo protetto. Avevo un carico emotivo importante legato al fatto di non aver potuto vivere i primi giorni con il mio bambino come fanno di solito le mamme, per instaurare un primo legame con lui, e appena possibile ho cercato di recuperare in tutti i modi. Puntavo molto sull'allattamento, perché tornati a casa sono riuscita ad attaccarlo al seno, ma non vivevo quei momenti con serenità quanto come un tentativo disperato di recuperare qualcosa di irrecuperabile. Non ero mai serena, piangevo sempre e non riuscivo a vedere con lucidità il mio rapporto con Riccardo.

Fino alla compilazione di quel famoso questionario nessuno si era accorto di questa problematica, mentre Gabriella si è resa subito conto della situazione e mi ha consigliato di affrontare il trauma grazie all'aiuto di una psicoterapeuta. Dentro di me sentivo di aver bisogno di aiuto, così ho accettato e in poco tempo sono riuscita a ritrovare me stessa, riconciliandomi con Riccardo e iniziando con lui un nuovo rapporto, non più basato sui sensi di colpa o sull'angoscia ma sulla serenità. Ho avuto modo di analizzare con lucidità tante dinamiche del nostro rapporto di cui prima non mi ero accorta, condizionata dai miei sensi di colpa. Sono sicura che se non avessi affrontato quel trauma me lo sarei portata avanti tutta la vita e avrebbe influenzato il mio rapporto con Riccardo da adolescente e poi adulto. Penso che questa sia stata la cosa più importante che potessi fare per me stessa, per il mio bambino e per tutta la famiglia, perché da lì siamo potuti partire per lavorare sul sonno, sulla comunicazione e su tutto il resto.

L'aiuto di Gabriella quindi non si è limitato al sonno, ma ha riguardato a 360 gradi tutto il nostro modo di interagire con il bambino. Ovviamente il sonno era l'aspetto che inizialmente più ci interessava, perché ritornare a dormire era un bisogno primario e per fortuna, già da subito, i risvegli *di Riccardo sono passati da circa dieci/dodici a solo uno o due; in poco tempo è sparito anche quell'unico risveglio e ora Riccardo dorme tutta la notte sereno. Sono sicura che questo piccolo miracolo sia stato possibile anche grazie al fondamentale passaggio della riconciliazione, perché prima nei momenti in cui c'erano dei problemi vedevo mio figlio soffrire e anche io ci stavo male, ma non riuscivo a parlarne con lui e nemmeno sapevo che si dovesse fare. Riconciliarsi prima di andare a dormire ha aiutato tanto anche me, oltre che il bambino che ora è molto più tranquillo perché finalmente si sente capito.*

Adesso non solo dormiamo bene tutta la notte, ma siamo veramente in contatto l'uno con l'altro e di conseguenza più felici. Sono molto contenta di aver trovato Gabriella, che è stata fondamentale per il benessere della nostra famiglia.

CAPITOLO 6

Prepararsi all'applicazione del metodo

Ciò che dobbiamo imparare a fare,
lo impariamo facendolo.
– Aristotele

LE DOMANDE DA PORSI

Per poter applicare i sette passi che sintetizzano il metodo ReSleeping® è fondamentale porsi delle domande, la prima delle quali è: perché voglio cambiare?

Devono essere chiari tutti i motivi per cui si vuole cambiare, perché si vuole acquisire il metodo, quali sono le motivazioni profonde non solo della mamma, ma anche del papà, in quanto entrambi devono essere certi di intraprendere questo percorso.

Fondamentale in questo tipo di percorso è anche chiarire i propri obiettivi per capire dove si vuole arrivare. Ad esempio: "voglio aiutare il mio bambino a svegliarsi meno la notte", oppure "a dormire di più", o "a fare dei pisolini più lunghi perché si risveglia molto spesso di giorno ed è sempre agitato e non sembra essere mai riposato", o ancora "voglio aiutare mio figlio ad addormentarsi in autonomia affinché si senta più sicuro sviluppando un rapporto tranquillo con il sonno."

Un altro elemento importante prima di iniziare con l'applicazione del metodo è l'individuazione dei comportamenti che si sono generati in modo non intenzionale, per capire come sostituirli. Per esempio, se il bambino si addormenta in passeggino, potrebbe aver associato l'addormentamento al movimento, quindi anche in casa avrà bisogno del movimento per rilassarsi. Se la mamma decide di non muovere più il passeggino, il bambino scoppierà sicuramente in un pianto improvviso, reagendo a quella che considera un'abitudine consolidata. A tal fine è molto utile anche definire la situazione iniziale, cioè il punto di partenza, mettendo per iscritto un elenco dettagliato dei modi in cui il bambino si addormenta e come è strutturata la sua giornata.

È necessario individuare anche i fattori esterni che vanno a influenzare la situazione familiare, cioè tutta una serie di eventi che in modo indiretto alterano il sonno tipo: trasloco, vacanza, cambio tata, inserimento al nido, rientro al lavoro, etc.

PERCHÉ IL MIO BAMBINO DEVE ACQUISIRE IL PROCESSO DI ADDORMENTAMENTO AUTONOMO?

In base alla mia esperienza, se il bambino non riesce a imparare come addormentarsi in modo autonomo, il problema dei risvegli notturni continuerà a persistere perché ogni volta che si sveglierà avrà bisogno della mamma o del papà per riprendere sonno.

Con il termine addormentamento autonomo non si intende lasciare il bambino solo in una stanza come se fosse abbandonato, o peggio ancora lasciarlo piangere, ma si intende aiutare il bambino a riscoprire la sua naturale modalità di rilassamento e di addormentamento al fine di gestire in autonomia il sonno e di conseguenza i risvegli notturni.

Partiamo dal principio che tutti i bambini si svegliano la notte, perché i risvegli sono fisiologici in tutti gli esseri umani. Il problema infatti non è il risveglio, bensì l'addormentamento che dovrebbe seguirgli, gestito in modo semplice e naturale dal bambino che ha acquisito il metodo.

Conoscevo un bambino che per dormire non voleva nessun doudou, nessuna canzoncina, nessuna storia, ma che voleva solo toccare l'orecchio della mamma, l'unica modalità di rilassamento con la quale impiegava solo cinque minuti per addormentarsi. Ma cosa accadeva quando si svegliava di notte? Aveva bisogno di toccare di nuovo l'orecchio della mamma per dormire e così lei doveva alzarsi più volte durante la notte. Quella che appariva come una modalità semplice e veloce in realtà generava un problema per il ri-addormentamento durante i risvegli fisiologici della notte. Insieme alla mamma abbiamo aiutato il bambino a trovare un rilassamento diverso, questa volta autonomo, per cui in una fase iniziale ha sostituito l'orecchio della mamma con il proprio, riuscendo a riaddormentarsi da solo ad ogni risveglio notturno, senza chiamare di continuo la mamma.

PREPARARE L'AMBIENTE DOVE FAR DORMIRE IL BAMBINO

Prima di iniziare ad applicare il metodo è fondamentale creare un ambiente favorevole al sonno del bambino. Inizialmente il neonato dormirà in camera con mamma e papà; potete scegliere una culla di vimini, utilizzare la navicella o mettere una culla attaccata al lettone, next to me, per favorire l'allattamento in *co-sleeping*. Dal quarto al sesto mese consiglio di posizionare la culla nella sua cameretta e di farlo abituare gradualmente al nuovo ambiente durante gli addormentamenti di giorno.

Se il bambino ha la sua cameretta, durante la fase iniziale si può mettere il lettino al centro della stanza per favorire la corretta impostazione del metodo ReSleeping®, dopodiché la sua posizione definitiva sarà contro una parete.

All'interno della stanza è meglio che le pareti siano di un tenue colore pastello a vostra scelta, così come tutto l'arredamento necessario. Ricordiamoci di creare un ambiente rilassante e non stimolante.

Le caratteristiche del lettino per il metodo ReSleeping® sono il fondo regolabile e la sponda laterale che si alza e si abbassa, anche non del tutto. Il fondo rialzato permetterà alla mamma di avvicinarsi al bambino e aiuterà nella comunicazione fino a quando non sarà in grado di alzarsi in piedi, momento in cui sarà necessario posizionare il fondo in basso per evitare che il bimbo si sporga, mentre la sponda mobile permetterà la vicinanza e le coccole tra mamma e bimbo.

Nella stanza, per favorire il rilassamento sarà meglio creare una situazione di penombra per il giorno, magari con delle tende che filtrano la luce, mentre per la fase serale sarà necessaria una lucina notturna anti-buio molto utile a rasserenare il bambino durante i risvegli notturni.

All'interno del lettino dovranno essere presenti dei paracolpi anti-soffoco. Nonostante le certificazioni delle aziende che producono paracolpi, in molti sconsigliano il loro utilizzo e molte mamme sono terrorizzate dall'idea che il bambino possa correre dei rischi e quindi scelgono di non utilizzarli. Per questo motivo, il modello consigliato per l'applicazione del metodo ReSleeping® è quello che avvolge ogni sbarra singolarmente, consentendo il passaggio dell'aria ma al tempo stesso impedendo al bimbo di farsi male. Si possono acquistare facilmente su internet.

Per favorire il rilassamento consiglio anche di utilizzare un pannello musicale o un peluche che riproduce dei rumori bianchi. Entrambi si fissano al lettino e si attivano con un sensore di movimento o di pianto. La musica o i rumori bianchi in questi dispositivi durano circa venti minuti, per poi spegnersi automaticamente rimanendo in stand-by.

Vi suggerisco di mettere dentro il lettino uno o due doudou e i suoi peluches preferiti, perché il bambino li utilizzerà durante la fase di gioco prima dell'addormentamento, di cui parleremo a breve.

Una volta che il bambino si sarà addormentato, sarà opportuno togliere dal lettino tutti i peluches e i giochi, in modo da garantire la sicurezza durante il sonno.

ORGANIZZARE LA GIORNATA DEL BAMBINO

Con il termine routine intendiamo una serie di azioni e attività, di carattere nutrizionale, di cura, di benessere e affettive, che vengono svolte durante l'arco della giornata e ripetute in maniera costante e sistematica.

Strutturare bene la routine quotidiana è importante perché aiuta il bambino a classificare gli eventi e a creare dei collegamenti tra causa ed effetto, necessari alla comprensione del mondo che lo ha appena accolto. In questo modo il bambino saprà già cosa accade dopo ogni evento della routine e questa sicurezza lo farà sentire protetto e sereno.

La routine quotidiana del bambino inoltre faciliterà di molto l'impostazione del metodo ReSleeping®, aiutandovi in molti casi a vedere dei risultati ancora prima di iniziare i sette passi che lo compongono.

Bisogna però tenere presente che ad ogni età e fase evolutiva del bambino corrisponde un'organizzazione differente della giornata. Ad esempio, un neonato svolgerà delle attività molto semplici come la pappa, il cambio del pannolino, la passeggiata, il bagnetto e la nanna, mentre un bambino di sei mesi necessiterà di attività più complesse come il gioco nella palestrina, o un bambino di dieci mesi sarà molto impegnato a gattonare o addirittura a compiere i primi passi.

Una cosa molto importante riguardo alla routine è tenere la massima regolarità nel ciclo tra alimentazione e sonno, cioè far mangiare il bambino sempre alla stessa ora, per quanto possibile, e metterlo a nanna in orari stabiliti e regolari. Non sempre si potrà mantenere una perfetta regolarità, ma il compito di mamma e papà sarà quello di impegnarsi a garantirla. Posso assicurarvi che, sistemata la routine pappa/nanna, tutto il resto come il gioco, il cambio e il bagnetto verrà di conseguenza, incastrandosi sempre senza troppi sforzi. Impostando la routine più idonea al vostro bambino, anche i genitori possono godere di una giornata organizzata e non dettata dalla casualità, che spesso non aiuta in quanto costringe a continue improvvisazioni.

Suggerisco però di non impostare la routine con uno schema troppo rigido, ma, a seconda della tipologia del bambino, di adattare gli orari e creare una routine personalizzata in base al ritmo del piccolo. Per riuscire a impostare la routine, vi consiglio innanzitutto di osservarlo e di preparare poi una tabella con le attività principali della sua giornata.

Molto importante è anche far coincidere la sveglia con la colazione, mentre la nanna deve avvenire sempre un'ora dopo aver iniziato la pappa. La pappa non deve mai iniziare troppo tardi e non lo si deve mettere mai a letto quando è troppo stanco. Un trucco che ti aiuterà ad applicare il metodo ReSleeping® in maniera semplice è proprio il cercare di anticipare i suoi bisogni attraverso la routine. Soprattutto nel caso di un bambino sensibile/irritabile, non appena inizia a manifestare i primi segni di stanchezza consiglio di avviare subito i passi del metodo perché, per il suo tipo di temperamento, ritardare la messa a letto potrebbe significare un tempo di addormentamento molto lungo, mentre nel caso di un bambino eccitabile, che ha più energia, lo stesso ritardo è sicuramente più tollerato e non creerebbe alcun problema.

Una volta regolati gli orari dei pasti, possiamo inserire nel ritmo anche il resto degli eventi della giornata, come il gioco e il sonno, finendo per comporre una vera e propria routine quotidiana.

APPAGAMENTO DEL BISOGNO

Consolidata la routine per i bisogni primari come mangiare e dormire, di solito consiglio alle mamme di dedicarsi a tutti quei bisogni necessari a mantenere in equilibrio la routine stessa. Non bisogna dimenticare che per i bambini l'appagamento del bisogno è importante tanto quanto negli adulti e il mio metodo vuole andare incontro a ogni loro necessità.

Tra i vari bisogni fondamentali spicca il bisogno di affetto, coccole e attenzioni, da soddisfare attraverso il gioco e l'interazione tra genitore e bambino. Nel gioco, infatti, il bambino esprime se stesso dando modo ai genitori di conoscerlo. Soprattutto nel caso in cui mamma e papà sono a lavoro tutto il giorno, è fondamentale che il bisogno del bimbo di stare insieme ai genitori sia appagato appieno prima di andare a nanna, altrimenti potrebbe svegliarsi la notte per richiedere le attenzioni che non ha ricevuto durante la giornata.

Giocare tutti insieme dopo cena nel salone, anche in modo vivace, non crea alcun problema al sonno del bambino, al contrario di quanto insegnava la vecchia scuola, ovvero che per favorire il sonno non bisognasse svolgere attività stimolanti.

Il gioco non eccita, ma rilassa. Provare per credere.

Infatti, se il bambino è eccitabile bisogna permettergli di appagare totalmente il suo bisogno di movimento, così dopo sarà molto più semplice metterlo nel lettino, avendogli dato la possibilità di scaricare tutte le sue energie e di esprimere la sua personalità; se invece i genitori dopo essere stati assenti tutto il giorno si dedicano solo alla cena, a lavare i dentini, mettere il pigiama e fare la nanna, il bimbo eccitabile potrebbe impiegare molto tempo per addormentarsi e risvegliarsi tante volte durante la notte.

Nel caso di bambini irritabili è necessario fare un gioco più statico; per esempio, costruire una torre, far girare un trenino, l'importante è che si impegni nel gioco che sta facendo e che siano presenti sia mamma che papà o almeno uno dei due.

Se invece siamo in vacanza e giochiamo tutto il giorno con il bambino, il bisogno di stare insieme la sera è minore perché è stato già appagato durante il giorno, ma ricordiamoci che il gioco non ha controindicazioni e non è mai troppo.

Il metodo ReSleeping® si basa sul gioco, perché è ciò che fa rilassare il bambino portandolo ad affrontare nel modo corretto il sonno e il distacco dalla mamma, che inevitabilmente avviene durante la messa a letto. Se il bambino non attiva la modalità del gioco, piange e cerca un aiuto esterno, mentre attraverso il divertimento trova la sua naturale modalità di addormentamento e tutto diventa più semplice.

Il gioco è un momento fondamentale per gli adulti, figuriamoci per i bambini. Per loro è essenziale sia per la crescita fisica che per lo sviluppo cerebrale, ed è importante che i genitori se ne rendano conto, o si rischia di perdere di vista la sua reale valenza. Le ultime ricerche denunciano che i bambini giocano sempre meno perché troppo impegnati nelle attività formative, mentre invece dovrebbero giocare molto di più con i genitori, come per esempio avviene in vacanza.

Il gioco con i genitori è un bisogno da soddisfare ogni giorno, soprattutto fino a tre anni e ancor di più per i bambini eccitabili, e non solo una volta ogni tanto.

Mentre in ambiti come il mangiare o il dormire bisogna definire regole e limiti, nel gioco il genitore deve permettere al bambino di essere se stesso, di affermare liberamente la sua personalità.

Sono sempre più convinta che assicurare al figlio la serenità affinché raggiunga il suo pieno potenziale umano sia il più importante compito di un genitore. Non esiste serenità senza la libertà di essere creativi: i bambini devono essere sicuri di avere sempre lo spazio per giocare e ritrovare l'armonia.

Non bisogna essere genitori perfetti, bisogna solo essere se stessi e aiutare il proprio figlio a liberare quella parte di lui che deve ancora esprimersi, e l'unico modo per farlo è il gioco, che vi consiglio di praticare il più possibile anche solo per dare sfogo al bambino che è dentro di voi, che magari da piccolo non ha giocato quanto avrebbe voluto. Il gioco è la chiave che apre tutte le porte, è ciò che c'è di più semplice e naturale, quindi utilizzatelo sempre anche per farlo mangiare, per cambiarlo o per qualsiasi altra attività.

Siamo ora pronti a entrare nel merito del metodo Re-Sleeping® e a scoprire i passi che il genitore deve compiere per aiutare il bambino a riscoprire la sua naturale modalità di rilassamento e addormentamento.

Sono Simone, il papà di Paolo. Prima di rivolgerci a Gabriella io e mia moglie non sapevamo assolutamente gestire alcune reazioni di nostro figlio, anche di giorno. All'inizio non sapevo in cosa consistesse il metodo ReSleeping®, immaginavo che avremmo dovuto cambiare una serie di comportamenti e di variabili esterne, mentre in realtà con mia grande sorpresa Gabriella ci ha fatto capire che a cambiare dovessimo essere in primo luogo noi genitori. Ho capito subito che avrei dovuto completamente modificare il modo di rapportarmi a mio figlio. Il fulcro di tutto è la comunicazione, attraverso la quale è possibile risolvere tutta una serie di problemi, tra cui anche il sonno. Purtroppo anche io, come mia moglie, ho realizzato di non aver mai veramente comunicato con mio figlio, un po' per retaggio culturale – perché ci è stato insegnato che tanto il bambino non capisce – e un po' per inesperienza.

Operare questo cambio di prospettiva sotto la guida di Gabriella è stato faticosissimo, non lo nascondo, ma gli enormi sforzi sono stati ampiamente ripagati nel constatare l'evidente differenza rispetto a prima, anche solo dopo pochi giorni. Improvvisamente riuscivo a interagire con lui in modo più consapevole, a capire i suoi bisogni, ma soprattutto a trasmettergli i nostri messaggi. Avevo finalmente l'impressione di sapere cosa stessi facendo.

Queste sono state proprio le fondamenta sulle quali abbiamo costruito tutti gli altri aspetti della nostra vita, sonno compreso. Per quanto mi riguarda, i risultati più importanti che ho ottenuto grazie agli strumenti che ci ha fornito Gabriella sono stati, innanzitutto, un'enorme riduzione dell'ansia nel rapportarmi a Paolo a causa dell'incapacità di comunicare con lui, e poi la capacità di capire in quali situazioni avevo commesso degli sbagli, permettendomi di migliorare. A tal proposito, devo ringraziare molto Gabriella perché mi ha permesso di capire che il margine di miglioramento è infinito e l'errore è sempre dietro l'angolo. Secondo me, rendersene conto senza colpevolizzarsi troppo quando si sbaglia è fondamentale per vivere serenamente il rapporto con il proprio figlio. Adesso Paolo ha due anni e quattro mesi e posso senz'altro affermare che grazie all'intervento di Gabriella siamo tutti più tranquilli e in grado di gestire le tante variabili della vita quotidiana.

CAPITOLO 7

I 7 passi per iniziare il cambiamento con il metodo ReSleeping®

*Ogni lungo viaggio inizia
con un primo passo.*
Lao Tzu

PRIMA DI INTRAPRENDERE I PASSI DEL METODO

Intanto ricordatevi che state ancora imparando, quindi sia voi che il vostro bambino dovrete ripetere, ripetere e ancora ripetere, perché è così che si consolida l'apprendimento.

A volte capita che dopo uno o due giorni di applicazione del metodo una mamma mi chiami disperata dicendo che non vede risultati, senza capire che la causa è proprio l'atteggiamento mentale di chi, esausto, si aspetta che il metodo sia come una bacchetta magica che risolve il problema immediatamente.

Facciamo un esempio. Se per imparare una lingua straniera frequentate una classe con un insegnante madrelingua, molto probabilmente dopo la prima lezione penserete che non fa per voi perché non comprendete nulla. Chi vuole ottenere subito il risultato rinuncerà e abbandonerà il corso. Chi invece aveva previsto che all'inizio le lezioni sarebbero state incomprensibili, non si fermerà ma continuerà a seguire la classe, ad ascoltare canzoni e a vedere film in lingua originale finendo per imparare la lingua. Con il metodo ReSleeping® funziona allo stesso modo. Bisogna fare un passo alla volta, proprio come fa un bimbo che impara a camminare.

Esistono dei metodi che garantiscono in pochi giorni una soluzione, a costo di lunghi pianti del bambino, ma alcune mamme mi hanno raccontato che funzionava solo nelle prime settimane, per poi tornare a una situazione peggiore della precedente perché il bambino era spaventato e non si fidava più dei genitori. Se invece volete accompagnare vostro figlio con un metodo dolce che si adatta alla sua natura, dovrete seguire un percorso graduale che avviene nell'arco di uno o due mesi, cioè quello proposto dal metodo ReSleeping®.

Un'ultima indicazione prima di passare alla descrizione dei 7 passi è la seguente: i primi tempi è indispensabile che iniziate ad applicare i passi solo negli addormentamenti diurni, della mattina e del dopo pranzo, lasciando invariato il modo in cui siete abituati ad addormentare il vostro bambino la notte. Solo dopo aver consolidato il metodo negli addormentamenti di giorno, il che potrebbe richiedere anche qualche settimana, sarà possibile iniziare ad applicare i 7 passi anche negli addormentamenti serali ed infine in quelli notturni.

Come ci si accorge che il metodo è stato acquisito dal bambino durante l'addormentamento diurno, per poter passare alla fase serale? Semplicemente perché il bambino inizierà a dormire di più, aumentando la durata dei suoi sonnellini da trenta/quaranta minuti fino ad arrivare a due o tre ore. Inoltre, anche il tempo necessario all'addormentamento cambierà: se prima richiedeva circa un'ora o un'ora e mezza, ora richiederà sempre meno, fino a raggiungere i venti/trenta minuti.

Capita spesso che molte mamme, stanche e con la voglia di tornare a dormire la notte il più presto possibile, non tengano conto di questa indicazione e inizino i 7 passi direttamente con gli addormentamenti della notte. Sappiate che così il metodo non funzionerà mai, anzi vi porterà a scoraggiarvi e ad abbandonare il percorso.

Il bambino ha bisogno di tempo per imparare il metodo e adattarsi al cambiamento, e affinché questo sia graduale si deve partire dalle nanne del giorno. Come ho detto non esistono bacchette magiche, ma solo tanto impegno, determinazione, pazienza e tempo. Rispettare i tempi di apprendimento del bambino è fondamentale, per un passaggio totale al metodo ci vogliono di media da uno a due mesi, non si può correre troppo o il bambino sarà disorientato e non dormirà bene.

I risultati alla fine arrivano sempre e, se sono state seguite tutte le indicazioni date, sono duraturi nel tempo.

PASSO 1: PRIMA DI FARE RICORDATI DI COMUNICARE

Come già detto, il metodo non consiste solo in una serie di azioni da fare, ma in un nuovo modo di comunicare, perciò prima di iniziare dobbiamo dire al bambino cosa andremo a fare. È il motivo per cui suggerisco sempre di **comunicare prima di fare**.

Se il bambino non ha mai dormito nel lettino o non lo conosce nemmeno da sveglio, perché i genitori ce lo mettono solo una volta addormentato, bisogna comunicargli il cambiamento magari iniziando a dirgli che comincerà a giocare nel lettino per ambientarsi. Ovviamente ciò che diremo cambia di volta in volta, in base a ciò che vogliamo trasmettere al bambino, ricordando sempre che comunicare non vuol dire solo verbalizzare, ma anche esprimere delle emozioni, quindi sarà molto importante che ciò che diciamo coincida con ciò che andremo a fare e soprattutto con ciò che sentiamo dentro di noi.

Se ad esempio la mamma comunica al bambino che vuole addormentarlo nel lettino, ma in realtà a lei quel lettino non è mai piaciuto, perché le ha sempre dato una sensazione di prigione e di soffocamento, oppure perché ha paura di abbandonarlo, succederà che il bambino percepirà il suo messaggio inconscio e non vorrà mai dormirci, gridando più forte che può per dire: «Non voglio!»

È evidente che in una situazione come questa non si può proseguire nell'impostazione del metodo, ma è necessario trovare una soluzione alternativa, come cercare un lettino diverso o farsi aiutare dal professionista più adatto a risolvere questo conflitto, che potrebbe anche essere dovuto a un proprio brutto ricordo del passato legato al lettino o ad altro ancora.

La comunicazione è determinante per l'efficacia del metodo perché serve a dare la direzione, spiegando al bimbo cosa fare e dove andare. Crea una sorta di predisposizione nel bambino, che capisce cosa succederà e cosa dovrà fare e si rende disponibile al cambiamento. Per i bimbi più sensibili e irritabili è importante utilizzare *l'assistente* in una comunicazione da me definita "a tre" cioè tra la mamma, il bambino e un peluche che a lui piace e con cui interagisce. Se non ha nessun pupazzo preferito, ne prendete uno nuovo e lo inserite nella comunicazione.

Per esempio, se dobbiamo spiegare al bimbo come si fa la nanna, prendiamo *l'assistente*, ad esempio un topolino, e gli diciamo una frase tipo: «Amore mio, sai che oggi cominciamo a fare una cosa bella? Lo so che tu non hai mai dormito nel lettino, ma non preoccuparti, ora il topolino ci farà vedere come si fa. Prima di tutto impariamo a giocarci dentro perché il lettino è un posto bello, dove ci si diverte tantissimo».

A quel punto, facciamo vedere al bambino che il peluche salta e si diverte nel lettino fino a che vedrete che anche il bambino vorrà tuffarsi nel lettino a giocare.

Se invece vi accorgete che l'associazione cibo-nanna è la causa dei vostri risvegli notturni, sarebbe meglio evitare di dargli il biberon nel lettino per addormentarlo. Se questa cosa è successa fino al giorno prima per dieci mesi consecutivi, è meglio spiegare al bambino il motivo del cambiamento prima di metterlo a letto, dopodiché facciamo salutare il biberon dal suo peluche preferito che dirà qualcosa come: «Ciao biberon, ci vediamo domani dopo la nanna». Poi glielo ripetiamo: «Hai capito, amore, cosa ha detto il topolino? La nanna non si fa più con il biberon dentro al lettino, adesso noi il biberon lo beviamo sul divano, lo salutiamo e, quando ci svegliamo, lui ci aspetterà in cucina per fare una bella poppata. Adesso impariamo a rilassarci in modo diverso».

L'importante è comprendere che non andrete ad eliminare un pasto dall'alimentazione del bambino, ma anziché darglielo direttamente nel lettino potete farlo sul divano prima di iniziare il giro dei saluti.

In base alla mia esperienza, la comunicazione corretta contribuisce per il 90% al risultato positivo del metodo, perché se non comunichiamo al bambino cosa andremo a fare, lui non si rende disponibile e piange. Il suo pianto significa letteralmente: «Non voglio questa cosa nuova, ma voglio quello che facevamo prima». Quando piange, il bambino va sempre consolato in braccio e rassicurato finché non si tranquillizza e accetta il cambiamento, non bisogna mai forzarlo o avere fretta.

Da ricordare sempre sulla comunicazione nel metodo ReSleeping®: la comunicazione apre la porta della disponibilità, che rende tutto più facile e naturale.

PASSO 2: IL GIRO DEI SALUTI

Dopo aver comunicato al bambino cosa succederà ed esserci assicurati che la comunicazione sia passata correttamente, prende il via il percorso di rilassamento in vista dell'addormentamento.

Il giro dei saluti viene fatto con la mamma o con il papà, prendendo il bimbo in braccio e girandolo con la schiena appoggiata al petto, in modo da permettergli di osservare ciò che ha davanti a lui. Io chiamo questa posizione *fronte mondo*.

Cosa dobbiamo salutare? Una serie di oggetti presenti in casa che possiamo scegliere a nostro piacimento, l'importante è che siano oggetti permanenti nell'abitazione e non temporanei, come ad esempio l'albero di Natale che è in casa solo per un breve periodo. Inoltre, non deve essere qualcosa che il bambino possa prendere e voler poi portare nel lettino, per questo consiglio di salutare oggetti di grandi dimensioni e non removibili come il forno di casa, il frigo o il divano etc. All'inizio di questo percorso, l'importante è che il bambino saluti sempre gli stessi oggetti nella stessa sequenza, in modo da impostare una routine che lo aiuti a rilassarsi.

Potete scegliere almeno cinque o sei oggetti posizionati in luoghi diversi della casa. Ad esempio, partendo dalla cucina si può salutare il forno, che piace sempre tanto ai bambini con tutte le sue manopole, dicendo qualcosa come: «Ciao, ciao forno, noi andiamo a fare la nanna», e il bambino lo saluta accarezzandolo con la manina. Questo è un punto molto importante perché il bambino toccando l'oggetto attiva il senso del tatto associandolo alla vista.

Il giro dei saluti prosegue uscendo dalla cucina: «Ciao, ciao frigo, noi andiamo a fare la nanna», per entrare nella stanza del bambino dove possiamo salutare le tende, sempre facendogliele toccare.

Continuate a salutare tutti gli oggetti che avete scelto, facendo ridere e divertire il bambino e rendendo tutto questo un percorso piacevole, perché così si rilassa ancora di più.

Se lo si fa di giorno si può mantenere la penombra, mentre di sera è sempre meglio accendere una lucina anti-buio che rassicura il bambino.

Al termine del giro dei saluti, si passerà al prossimo passo, cioè *il gioco nel lettino,* ma, se il bimbo si innervosisce e piange, consiglio di ripetere il giro dei saluti finché non si tranquillizza. E non vi preoccupate se dovete ricominciare più volte: il giro dei saluti serve per spostare l'attenzione dal motivo del suo nervosismo e tornare tra le braccia di mamma e papà dove di sicuro si rilassa.

A un certo punto, il bimbo farà dei lunghi respiri ogni volta che saluta un oggetto, sintomo che si sta rilassando, e tra un saluto e l'altro potrete ricordargli ciò che gli avete già detto all'inizio, cioè: «Prima facevamo la nanna nel lettone, invece adesso impariamo a fare la nanna nel lettino, ma non preoccuparti, siamo tutti insieme, ci facciamo un sacco di coccole. Noi siamo sempre con te». È fondamentale parlare di continuo con il vostro bambino mantenendo attiva la comunicazione, ricordandovi che siete voi a guidarlo nel percorso di addormentamento.

State attenti perché se il bambino inizia a chiudere gli occhi durante il giro dei saluti significa che è già pronto per la nanna, quindi è meglio interrompere la procedura senza dover necessariamente salutare tutti gli oggetti e mettere il bimbo nel lettino.

Questo percorso di rilassamento, battezzato da me *giro dei saluti*, potete utilizzarlo prima di ogni nanna nel lettino, sia per l'addormentamento diurno che serale.

PASSO 3: IL GIOCO NEL LETTINO

Dopo il giro dei saluti è il momento di mettere il bimbo nel lettino, non prima di averglielo comunicato dicendo: «Ora andiamo a giocare nel lettino». Ricordatevi di non passare mai da uno step all'altro senza prima comunicarlo.

Ci troviamo così davanti al lettino, al cui interno abbiamo già sistemato i suoi doudou e peluches preferiti. Il bambino non va messo subito dentro, ma lo si tiene in braccio mentre uno per uno prendiamo i giochi che utilizzeremo come *assistenti* per spiegargli che a breve sarà messo insieme a loro nel lettino per giocare. Se vi state chiedendo se lo farete davvero giocare nel lettino, vi dico che avete capito bene. Non è ancora il momento di dormire, ma di impostare un percorso di rilassamento attivo che, una volta imparato, il bimbo sarà poi in grado di compiere in autonomia. E cosa fa un bambino nel letto prima di addormentarsi? Gioca e si rilassa con i suoi peluches.

Una volta all'interno del lettino inizia la fase di gioco assieme ai genitori, che lo aiutano a rilassarsi attraverso diversi tipi di gioco finché gli occhietti non si chiudono.

Una volta acquisito il metodo, il bambino inizierà a giocare spontaneamente con i suoi giochi all'interno del lettino, perché sa che la mamma o il papà sono lì vicino a lui, trovando la sua modalità di rilassamento per poi addormentarsi in modo naturale. Durante la fase di gioco non devono mai mancare abbracci, coccole e carezze ogni volta che il bambino lo richiederà. Questa è la fase attiva del rilassamento, che avviene attraverso il gioco nel lettino insieme ai genitori.

All'inizio potrebbe volerci parecchio tempo, un'ora, un'ora e mezza o anche due, ma una volta acquisito il metodo si arriverà a dieci, massimo venti minuti, che sono il tempo normale di addormentamento di un bambino. È solo una questione di apprendimento del processo. Visto che le prime settimane dovrete impiegare tanta energia, se siete troppo stanchi potete alternarvi lasciando al papà il giro dei saluti e alla mamma la fase successiva o viceversa.

PASSO 4: LO START

Mentre il bambino gioca nel lettino, uno dei genitori, o entrambi, gli sta accanto fino a che non ci si accorge che il bimbo è così immerso nei suoi giochi da non prestare più attenzione al genitore, rimasto sempre al suo fianco. Esattamente in quel momento bisogna passare al prossimo passo, quello dello *Start*.

Lo *Start* consiste nell'uscita consapevole dei genitori dalla stanza, dopo aver salutato il bimbo con una frase del tipo: «Ciao amore, non preoccuparti, gioca nel lettino, mamma ora va in cucina. Se hai bisogno mi chiami, sono di là a sistemare le pentole». Consiglio di dirlo in modo molto naturale e poi uscire dalla stanza con passo sicuro, dopodiché si aspetta un secondo dietro la porta ad attendere la reazione del bambino. Lo *Start* va eseguito una sola volta durante un tentativo di addormentamento. Se il bambino si addormenta subito, non sarà necessario seguire gli altri passi e si potrà rientrare in stanza giusto per mettergli una copertina e assicurarsi che stia dormendo. Questo risultato però si raggiunge con il tempo.

Se invece il bambino smette di giocare e cerca la mamma, ipotesi più probabile nella fase iniziale di impostazione del metodo, bisogna rientrare subito nella stanza per prenderlo in braccio, rassicurarlo e dirgli: «Amore, mi hai chiamato? Sono qui. Vuoi giocare ancora con la mamma?».

Evidentemente il bambino non si sente ancora pronto per questo passaggio, pertanto consiglio di ripetere la comunicazione (passo 1), il giro dei saluti (passo 2), il gioco nel lettino (passo 3), saltando lo *Start* (passo 4) per passare direttamente al rilassamento (passo 5) e le coccole (passo 6). Bisogna ripetere i punti 1, 2, 3, 5, 6 (saltando il passo 4 dello *Start*), fino a che il bambino non si addormenta.

Ma a cosa serve lo *Start* e perché l'ho inserito nel processo di addormentamento?

Perché è il vero momento in cui inizia la fase di addormentamento, è quel qualcosa che fa capire al bambino che i genitori non aspetteranno che lui si addormenti per uscire dalla stanza, ma lo faranno poco prima per fargli acquisire la capacità di addormentarsi in autonomia, ma soprattutto per far sì che **la presenza del genitore esca dal**

rituale del sonno. Il bambino che gioca tranquillo nel suo lettino continua a rilassarsi, certo che ogni volta che chiamerà mamma e papà loro torneranno da lui.

Tale comportamento consolida la sua fiducia verso i genitori che per lui ci sono sempre, ma gli danno anche la possibilità di giocare da solo per rilassarsi in autonomia, partendo dal presupposto che è proprio lui a dare il segnale quando non cerca più i genitori, come a voler dire che è capace di giocare da solo nel lettino. A quel punto la presenza di mamma e papà non è più necessaria e si può uscire dalla stanza dicendo: «Ok, mamma ora va di là, quando hai bisogno mi chiami».

PASSO 5: IL RILASSAMENTO

Se vi trovate a questo punto significa che avete già fatto un tentativo di *Start* ma il bambino ancora non dorme e ha richiesto la vostra presenza. Avete ripetuto tutti i passi per una seconda volta, a partire dal primo, tranne lo *Start*, e ora siete nella stanza insieme al bambino accanto al suo lettino.

Quando notate che il corpo del bambino inizia a rallentare e il gioco si fa meno vivace, inizia la fase passiva dell'addormentamento, cioè il rilassamento, in cui potete leggergli un libro per favorire il processo.

Di solito la situazione che vi sto descrivendo si ripete: per ben due volte sembra che il bambino si stia addormentando, perché magari si sdraia mentre gli leggete la storia, invece dopo un po' si riattiva e torna a giocare e solo la terza volta che sembra addormentarsi, si addormenta veramente. All'inizio questi tre momenti hanno una durata media di venti/trenta minuti l'uno, fino ad arrivare con la pratica a cinque/dieci minuti. Quindi non preoccupatevi, se il bambino si riattiva non significa che non vuole più dormire, ma fa parte del processo naturale che lo porta a rilassarsi. Dopo 10/15 giorni non noterete più questi tre momenti, perché il bambino farà tutto in modo fluido e spontaneo.

L'importante è fermarsi qualora il bambino inizi a piangere o sia evidentemente contrariato, così da ripetere di nuovo i passi 1, 2, 3, (saltando il 4), per tornare al rilassamento.

Quando i tempi di addormentamento sono lunghi è chiaro che la pazienza di mamma e papà è messa a dura prova. Se poi si somma la stanchezza della giornata lavorativa, si finisce per essere veramente stremati. Io vi capisco, cari genitori, ma dovete convincervi che se non vi date il tempo di imparare e fare vostro il metodo, non arriverete mai all'addormentamento in dieci minuti, quindi siate consapevoli che all'inizio i tempi saranno molto lunghi. Il lato positivo riscontrabile da subito è che il vostro bambino non piangerà, perché sta imparando un metodo dolce e naturale.

Una testimonianza di quanto appena detto la potete ritrovare nel nostro gruppo privato su Facebook, ReSleeping® MOMs, dove una mamma iscritta ha documentato l'addormentamento filmandolo con la telecamera di sorveglianza che aveva installata nella cameretta del bambino, al fine di aiutare le altre mamme. Nel filmato si vedono chiaramente i passaggi che vi ho appena descritto e il bambino che si rilassa senza piangere, muovendosi all'interno del lettino per poi addormentarsi autonomamente.

PASSO 6: LE COCCOLE

Così come per l'adulto il contatto fisico è importante, anche per il bambino le coccole sono fondamentali per rilassarsi e sentire la presenza di mamma e papà, soprattutto per i bimbi che per tanto tempo si sono addormentati in braccio o cullati.

Dopo essersi rilassato, il bambino comincia a sdraiarsi o si rotola nel lettino a destra e a sinistra. Vi consiglio di aiutarlo con le coccole, possono essere delle carezze, dei colpetti sul sederino, dei baci, potete fare quello che vi sentite, l'importante è tenere presente che le coccole non sono finalizzate all'addormentamento ma al proseguimento della fase di rilassamento, quindi non devono essere fatte in modo continuativo bensì alternato.

Per esempio, volete dargli dei colpetti sul sederino perché sapete che al bambino piacciono tanto? Bene, allora gli darete tre colpetti con cadenza lenta alternandoli con colpi sul materasso. Così facendo non terrete sempre la mano addosso al bimbo ma lo accarezzerete con un ritmo discontinuo.

Preferite le coccole su tutto il corpo a quelle in cui c'è contatto solo con la manina. I bambini sono abitudinari e, se gli si tiene sempre la manina, potrebbero trasformarla nella loro modalità di rilassamento e addormentamento, che poi richiederà ad ogni singolo risveglio notturno per riaddormentarsi. Ricordate sempre che nel metodo ReSleeping® i genitori non fanno addormentare il bambino, ma lo aiutano solo a rilassarsi. Se il bimbo è rilassato, arriverà in modo del tutto naturale e autonomo all'addormentamento, trovando la modalità a lui più congeniale.

A volte i bambini non sanno bene come fare a rilassarsi da soli, in questo caso i genitori dovranno ricoprire il ruolo non degli addormentatori, ma dei maestri di rilassamento. Quando vediamo che il bambino finalmente si sta rilassando, si ferma, si muove lentamente, tocca i capelli, tocca il peluche, a quel punto la presenza dei genitori non è più determinante e potete provare ad uscire dalla stanza, perché il vostro bimbo si sta per addormentare.

Nell'addormentamento non c'è niente di totalmente giusto o sbagliato, ma qualcosa che funziona e aiuta il bambino a rilassarsi, oppure no.

PASSO 7: LE TRE FASI DELL'ADDORMENTAMENTO (DISTACCO, CONTROLLO, FIDUCIA)

La presenza di mamma e papà nella stanza durante la fase di rilassamento è fondamentale, magari fino al giorno prima il bambino dormiva in camera con loro o si addormentava in braccio stando sempre molto vicino ai genitori, è quindi controproducente che scompaiano all'improvviso.

Acquisire la capacità di addormentamento autonomo deve essere un qualcosa di naturale che segue il ritmo del bambino; alcuni impiegano di più altri meno, in media servono da uno a tre mesi affinché prima i genitori e poi il figlio acquisiscano completamente il metodo e questo funzioni. Lasciate che vostro figlio si abitui gradualmente, senza pretendere che sia una cosa immediata, altrimenti l'apprendimento non avverrà in modo dolce e naturale. Ogni processo ha i propri tempi necessari affinché dia i giusti risultati.

Quando siete arrivati alle coccole, vi consiglio di non rimanere fermi in un punto vicino al lettino, altrimenti il bambino memorizzerà la vostra presenza in un punto specifico vicino a lui e poi, quando uscite dalla stanza, potrebbe piangere perché non vi ritrova più nella posizione dove vi ha visti fermi per tanto tempo. È meglio creare una situazione di movimento intorno al lettino, continuando a fargli sentire la vostra voce in modo che abbia la sensazione che siate ovunque.

Per fare questo, in fase di impostazione del metodo è importante che il lettino venga posizionato al centro della stanza, così da potergli girare intorno. Se invece preferite lasciarlo vicino alla parete, potete andare avanti e indietro di fianco al lettino, l'importante è non rimanere fermi sempre nello stesso punto.

Potete fermarvi ogni tanto a fargli un po' di coccole alternate come ho descritto prima, magari raccontando una storia o cantando una canzone. Infine, quando ci accorgiamo che il bambino si sta rilassando con lo sguardo fisso nel vuoto o gli occhi che cominciano a chiudersi, piano piano usciamo dalla stanza per la fase di **distacco**, dopo avergli sussurrato una frase rassicurante tipo: «Amore, rilassati tranquillo che anche mamma e papà vanno nel loro letto. Se hai bisogno puoi chiamarci e noi veniamo subito da te».

Sia l'entrata che l'uscita dalla stanza devono essere graduali per far sì che il bambino senta che tutto quello che sta succedendo è naturale. Se durante questa fase dovesse piangere, vuol dire che non è ancora pronto per il distacco e ha bisogno di eseguire dei passaggi intermedi che ho visto ripetersi in diversi bambini e che io chiamo "ambientamento prima del distacco".

In questo caso vi consiglio di fare dei piccoli movimenti vicino a lui, come dei piccoli passi di valzer vicino al lettino finché lui si abitua, dopodiché inizierà la fase di **controllo**, in cui il bambino è tranquillo, ma ogni tanto avrà bisogno di verificare che la mamma sia ancora lì con lui. Infine, dopo aver superato anche la fase di controllo, inizierà la fase di **fiducia** in cui si lascerà andare al sonno, sicuro che la mamma è pronta ad aiutarlo in ogni momento.

Per rinforzare la fiducia, la mamma può ripetere al bambino che è sempre al suo fianco, anche se lui non la vede o non la sente, e che ogni volta che il bimbo chiamerà i genitori arriveranno sempre.

Il nodo cruciale è proprio il rapporto di fiducia che si instaura tra genitore e figlio, nel senso che il bambino si fida dei genitori, sa che ci sono e che arrivano sempre, quindi non ha più motivo di chiamarli e può dormire serenamente.

Va ricordato che la fiducia deve essere sempre reciproca, e che anche i genitori dimostrano di fidarsi del bambino uscendo dalla stanza in modo consapevole, dopo averglielo comunicato, sicuri che lui riuscirà ad addormentarsi naturalmente.

Uscire dalla stanza non è un atto di abbandono, ma è un atto necessario a permettere al bambino di acquisire la grande capacità di rilassarsi e sapersi riaddormentare da solo ogni volta che si sveglierà, sia di giorno che di notte, e renderlo quindi autonomo nell'addormentamento. Non c'è bisogno di rimanere fino alla fine come un generale che deve controllare che abbia chiuso e serrato gli occhi: per insegnare la fiducia prima bisogna darla.

Ciao a tutti, sono Gloria, mamma di Elena, faccio parte del gruppo ReSleeping® MOMs da un paio di settimane, forse tre, e sono qui perché ho richiesto l'aiuto di Gabriella per risolvere il problema dei risvegli notturni di mia figlia, che ultimamente erano diventati sempre più numerosi e pesanti da gestire, mi sentivo in confusione e non sapevo proprio cosa fare.

Elena è una bambina sensibile, si è addormentata al seno fino ai quindici mesi dopodiché si è sempre addormentata in braccio. Io sono rientrata al lavoro molto presto, quando lei non aveva neanche sei mesi, faccio un lavoro che mi tiene fuori casa quasi tutto il giorno e vedendola solo la sera mi sono convinta che quello fosse l'unico momento per coccolarla.

Sotto suggerimento di Gabriella, ho provato subito a cambiare il messaggio inconscio che le trasmettevo, cioè: «Amore, sono qui a tua completa disposizione anche tutta la notte», dopodiché ho provato ad applicare il metodo. Mi sono iscritta al gruppo Facebook, ma ahimè, ho pochissimo tempo come tutte noi mamme, e non sono riuscita ad ascoltare le live di Gabriella come avrei voluto. Le sento in macchina la mattina e la sera quando torno a casa, ho circa un'oretta di viaggio quindi riesco a vedere/ascoltare una o due live al giorno. In base a ciò che ho sentito finora, ho modificato un po' la routine serale, adesso abbiamo il momento di sintonizzazione e comunicazione, poi il momento di gioco e di risate, insomma cerco di esserci con tutta me stessa in quell'oretta che sto con lei. Abbiamo introdotto il giro di saluti e fatto una sorta di ambientamento nel lettino perché lei dormiva nel suo letto solo dopo che si addormentava in braccio, ma quando si svegliava piangeva in quanto per lei era un ambiente nuovo.

Negli ultimi giorni siamo riusciti a farle prendere confidenza con questo spazio e sembra che non le dispiaccia. Dopo il giro dei saluti andiamo nel lettino in cameretta, facciamo ancora un po' di coccole e giochi, le racconto delle storie, e nel frattempo abbasso sempre di più il tono di voce e la luce. Abbiamo inserito Pepe il pinguino con le musiche e le stelle sul soffitto che le piacciono tantissimo e, così facendo, oggi è la sesta sera che si addormenta da sola nel letto, mentre io sono seduta lì vicino. Ammetto di aver ascoltato con poca attenzione le indicazioni delle live all'inizio, infatti avevo capito che solo un genitore dovesse impostare il metodo, mentre non è assolutamente così: anche il papà deve essere partecipe in modo da essere interscambiabili. Quindi io sono lì vicino a lei, le racconto una storia e si addormenta anche abbastanza velocemente. Il prossimo step sarà quello di cominciare a muovermi e uscire dalla stanza prima che lei si addormenti. Per ora i risvegli notturni li sto ancora gestendo come prima, perché vorrei aspettare che si abitui a questo tipo di addormentamento, ma in ogni caso sono già scesi a un paio per notte, contro i cinque/sei di prima, quindi devo dire che mi ritengo già molto soddisfatta.

CAPITOLO 8

E se non vuole dormire?

Vale la pena che un bambino impari piangendo
quello che può imparare ridendo?
– Gianni Rodari

LE RICHIESTE DEL BAMBINO

In questo capitolo analizzeremo e affronteremo tutti i possibili comportamenti del bambino durante la fase dell'addormentamento, in modo da fornire una soluzione a tutte le mamme.

Nelle prossime pagine vi darò diversi spunti utili a risolvere i problemi del sonno più comuni, ma per ottenere il risultato sperato ci sono due premesse fondamentali, che vi ricordo: innanzitutto dovete essere sicuri al 100% di voler compiere quel determinato cambiamento. Se dentro di voi avvertite anche il minimo dubbio o resistenza inconscia, cercate prima di risolverli altrimenti qualsiasi sforzo potrebbe essere vano. In secondo luogo, è spiegare bene al bambino, anche se neonato, cosa succederà e perché vogliamo che qualcosa cambi, così si sentirà coinvolto e preparato al cambiamento, da effettuare gradualmente e non tutto in una volta.

Vi dico subito di munirvi di molta pazienza. All'inizio ci vorrà tanto tempo, anche un'ora e mezza/due per farlo addormentare, ma per il bambino non sarà stressante perché sarà coinvolto in diverse attività di gioco, come abbiamo visto nei sette passi. Piano piano i tempi si ridurranno, il piccolo troverà la sua naturale modalità di rilassamento e addormentamento e anche i genitori potranno tornare a dormire la notte.

Quando dentro di voi il messaggio da trasmettergli sarà chiaro e gli avrete comunicato cosa succederà, il bambino si sentirà guidato. Fino ad allora a guidare sarà lui, tant'è che a volte le mamme mi dicono: «Ma il bimbo vuole così». Se ciò che lui vuole non è la cosa giusta per lui, sarà compito del genitore spiegare al bambino che quel comportamento non lo aiuta e guidarlo verso la soluzione più adatta a lui. Ad esempio, se vuole essere addormentato solo in braccio, ma poi si risveglia di continuo, è evidente che tale modalità di addormentamento per quel bambino non funziona. Allora bisognerà spiegargli che per lui non va bene addormentarsi in braccio (cosa che potrebbe funzionare benissimo per altri bambini) e gli forniremo tutti gli aiuti necessari per operare il cambiamento, affinché dorma sereno e tranquillo.

A questo proposito, io distinguo sempre tra bisogni reali e richieste insistenti. I bisogni reali sono ciò di cui il bambino necessita, come essere allattato al seno o con un biberon di latte perché ha fame. La richiesta insistente invece non soddisfa un bisogno primario del bambino o una necessità, ma può essere una richiesta di attenzione o un'abitudine che si è instaurata per tanto tempo pur non contribuendo a nessun miglioramento o evoluzione, e che quindi non è necessaria.

Quando si cambia modalità di addormentamento spesso i bambini sono disorientati, perché vengono meno le loro certezze e abitudini, ed è quindi opportuno spiegargli tutto, passo dopo passo, e confortarli, rimanendo la loro guida in questo percorso. Non bisogna lasciare nulla al caso, altrimenti è il caos.

Di solito, più il bambino cresce e più cerca di imporsi, affinché tutte le sue richieste siano soddisfatte. Questo comportamento va direzionato e il piccolo deve comprendere che il genitore sta fissando delle regole per il suo bene e dovrà imparare a seguirle.

Può sembrare impegnativo e faticoso, ma per effettuare un cambiamento dovrete riappropriarvi del vostro ruolo di genitore che insegna al figlio a rispettare i principi scelti per lui. Sempre con affetto e comprensione, spiegandogli le ragioni anche cento volte, ma senza mai cedere, perché è questo che il bimbo desidera: una guida sicura su cui poggiarsi per crescere nel migliore di modi.

Qui di seguito vado a elencare i motivi più comuni per cui i bambini non si addormentano, o si svegliano più volte dopo essersi addormentati sia di giorno che di notte, spiegando come mai succeda e come è possibile porvi rimedio.

PIANGE NON APPENA LO APPOGGIO SUL LETTINO

Una delle situazioni più frequenti che avviene già dalla nascita, subito dopo il rientro a casa, è il pianto non appena si appoggia il bimbo nella culla o sul lettino.

Dato che i primi tre mesi di vita rappresentano la fase del contenimento e del legame, nel caso in cui il bimbo pianga nel momento in cui lo appoggiamo sul lettino significa che non riesce a sostenere il distacco. Sarà quindi opportuno dargli il nostro supporto in diversi modi.

Per prima cosa è necessario comprendere cosa ci vuole dire, distinguendo la parte emotiva dalla parte fisica. I pianti non sono tutti uguali, esistono diversi tipi di pianto che vanno piano piano riconosciuti e interpretati. Il pianto potrebbe voler esprimere una richiesta di fame, un dolore come quello della dentizione o delle coliche, oppure semplicemente un desiderio di coccole. Durante la mia consulenza insegno ai genitori a comprendere, sentire e rassicurare il bimbo, perché il pianto non va mai trascurato, anzi necessita sempre di una risposta che deve arrivare da noi. Dobbiamo dare la nostra disponibilità ad ascoltare e comprendere ciò che vuole dirci, ma anche trasmettere sicurezza, cosa che all'inizio non è sempre facile.

Spesso, se durante la gravidanza o il parto la mamma ha vissuto qualcosa di spiacevole, preoccupante o imprevisto, alla nascita anche il bambino avrà bisogno di rassicurazioni. Ciò può verificarsi quando subentrano complicazioni post-partum o il bambino viene portato in terapia intensiva o nella culletta termica, creando un distacco prematuro che può sfociare in un futuro attaccamento molto più forte, in quanto compensativo.

Subito dopo la nascita è fondamentale che il bambino sperimenti il contatto pelle a pelle, il famoso *skin to skin*, una procedura per cui, in un parto naturale, il bimbo viene posto sul petto della madre pochi minuti dopo la nascita. Questo rappresenta un passaggio importante sia per la mamma che per il bambino, perché entrambi ne traggono dei vantaggi sia dal punto di vista della salute fisica che emotiva, ed inoltre assicura un miglior sviluppo della loro relazione.

Anche quando una donna viene sottoposta al taglio cesareo può fare il contatto pelle a pelle. Ovviamente i tempi sono diversi, ma se l'operazione è andata bene e la madre e il bimbo sono in salute, nulla vieta che possano conoscersi presto anche loro con lo *skin to skin*.

È molto utile anche per i bimbi nati prematuri, perché questi hanno ancor più bisogno del contatto con la propria mamma. In questo caso, si effettua una vera e propria cura che prende il nome di marsupioterapia (*Kangaroo Mother*

Care) che favorisce lo sviluppo neurologico, psicologico e fisico del neonato prematuro. Grazie a questa terapia d'amore, nei paesi in via di sviluppo la mortalità neonatale si è enormemente ridotta.

In alcune consulenze mi sono resa conto che era la mamma a non volersi separare dal figlio a livello inconscio, il quale percependone il disagio piangeva a squarciagola non appena lei provava a metterlo giù. Non preoccupatevi, lo avete tenuto dentro di voi per nove mesi, è naturale che non vogliate separarvene, basta esserne consapevoli e parlarne con il bambino per compiere insieme questo passo solo dopo aver accettato il distacco ed esserne più che convinte. Molte mamme a cui è capitato chiedono un supporto psicologico per prendere piena coscienza dei loro desideri inconsci e, nel caso, provare a modificarli.

Mi sono capitate anche mamme che hanno il terrore di prendere il bambino in braccio per paura che si abitui a stare attaccato. L'ideale è sempre trovare un equilibrio, magari attraverso gli strumenti di cui adesso vi parlerò.

Una volta tornati a casa dall'ospedale, la prima cosa da fare è creare sin da subito il nido per il neonato. Potete utilizzare la navicella, una cesta o la *next to me* con all'interno un riduttore che riduce lo spazio e fa sentire il bambino più contenuto, ricordandogli l'utero materno. Ognuno deve scegliere lo strumento che lo fa sentire più sicuro e che preferisce anche in base alla propria personalità.

Per favorire il sonno del neonato, fin da subito consiglio la copertina *Miracle* della Red Castle, che serve proprio ad avvolgere il neonato e che potete usare sia di giorno ma soprattutto di notte, quando la mamma ha più bisogno di riposare. Fasciare il bambino nelle prime settimane di vita è un'antica tradizione, una pratica sicura e ben consolidata che viene utilizzata da tante mamme proprio per aiutare il bambino a farlo sentire contenuto, protetto e al sicuro.

Grazie a questo supporto, poggiare il bimbo nel lettino sarà estremamente facile e il rilassamento avverrà in modo naturale, evitando i continui risvegli dovuti anche al semplice riflesso di Moro, una reazione di soprassalto normalmente presente in tutti i neonati.

Questo tipo di copertina va sostituita alla dodicesima/quattordicesima settimana di vita per consentire il corretto sviluppo della motricità. Potete cominciare a disabituare il bambino al contenimento liberandogli prima un braccio, poi l'altro e poi le gambe, mantenendo ancora contenuto il busto per poi introdurre il sacco nanna con i piedini, che è l'ideale per i bambini più eccitabili perché gli permette il movimento, mentre per i bimbi più sensibili/irritabili l'ideale è un sacco nanna completo con le maniche amovibili o meno. Il sacco nanna verrà scelto in base al grado di calore e allo spessore con un'indicazione detta *tog*. Maggiore è la misura, più terrà il bimbo al caldo.

Sin dai primi mesi possiamo inoltre aggiungere vicino alla culla un peluche con sensore di pianto che emette dei rumori bianchi e che riproduce dei suoni simili a quelli percepiti all'interno dell'utero materno, come il battito del cuore, che rassicurano il bambino. Sono facilmente reperibili in commercio, nei negozi fisici o online, e aiuteranno la mamma anche quando inizierà ad applicare il metodo ReSleeping®.

SI ADDORMENTA SOLO IN BRACCIO MA DOPO POCO SI RISVEGLIA

L'addormentamento in braccio è ciò che di più naturale esista al mondo dalla notte dei tempi, infatti molti bambini riescono a fare dei sonni lunghi e duraturi con questa modalità di addormentamento, invece per altri addormentarsi in braccio porta a continui risvegli notturni, quindi è necessario trovare un'altra modalità che gli favorisca il sonno.

Ma cosa succede al bambino che dopo essere stato addormentato in braccio viene messo nel lettino? Non appena il bambino si rende conto di non essere più tra le braccia della mamma o del papà, si sveglia con un pianto acuto, perché non percependo più il calore della mamma, il suo odore o il battito cardiaco si sente spaesato e si spaventa.

Magari la mamma all'inizio cerca di tenerlo il più possibile addormentato in braccio, senza muoversi, di modo da prolungare il suo sonno, ma il risultato è sempre lo stesso: non appena lo poggia nella culla o nel lettino, si risveglia e comincia a piangere. Questi risvegli continui creano una stanchezza sia fisica che psicologica così estenuante da rendere quasi impossibile riuscire a trovare una via d'uscita.

Dopo aver comunicato al bambino cosa succederà (ricordate sempre di comunicare prima di fare), per passare da un addormentamento in braccio a un addormentamento nel lettino consiglio uno strumento che è possibile utilizzare fino ai tre anni di vita: dopo diversi anni di sperimentazione ho constatato che la soluzione più semplice, pratica ed efficace è quella dell'utilizzo di un cuscino, di quelli che tutti noi abbiamo in casa e che possiamo sfruttare per simulare la nanna in braccio. L'ideale è un cuscino in lattice, semirigido, che non sia troppo morbido come, ad esempio, un cuscino in piuma d'oca.

Nei primi mesi di vita, la mamma può poggiare il cuscino sul lettone per poi metterci sopra il bambino sdraiato supino, come se fosse un piccolo materasso. A quel punto, infilando le braccia sotto al cuscino, la mamma potrà sollevare il bambino e iniziare a cullarlo con lenti movimenti oscillatori verso destra e verso sinistra, anche torcendo leggermente il busto, ma senza movimenti dal basso verso l'alto, solo laterali. L'importante è mantenere una posizione di sicurezza, affinché il bambino sia ben stabile sopra il cuscino. Nel frattempo, potete aiutarlo a rilassarsi cantando una ninna nanna.

Quando il bambino si sarà addormentato sarà possibile spostarlo dalle braccia della mamma al lettino. Come? Adagiando nel lettino il cuscino con sopra il bambino che dorme e poi sfilarlo, sollevando prima le gambe, poi il busto ed infine la testa, in un unico movimento fluido e delicato, per spostare il bambino sul lettino.

Quello che ha stupito anche me sin dalle primissime sperimentazioni con il cuscino è che il bambino non sente il forte distacco che invece avverte quando il passaggio avviene direttamente dalle braccia della mamma e quindi continua a dormire come se fosse ancora in braccio. Tenete presente che potrebbe comunque capitare che durante i primi tentativi il bambino si svegli, non perché non sia la soluzione adatta, ma semplicemente perché, durante la fase in cui si sfila il cuscino, il movimento è stato troppo brusco.

Per i bambini più grandi, dal sesto mese in poi, dopo aver effettuato tutti i passi del metodo più volte, se il bambino non riesce ancora a rilassarsi dentro al lettino e alza le braccia per chiedere di essere preso in braccio, accogliamo senza alcun problema la sua richiesta prima che inizi a piangere, ma anziché addormentarlo in braccio utilizziamo il cuscino con le stesse modalità descritte prima.

A volte le mamme si preoccupano del fatto che il bambino possa abituarsi all'addormentamento con il cuscino e sono spaventate di doverlo utilizzare per sempre, ma state tranquille perché il cuscino è una modalità che non rende "dipendente" il bambino. È solo una coccola che permette il passaggio dall'addormentamento in braccio, sempre a contatto con il calore e l'odore della mamma, al lettino.

Infatti, quando il bambino si sarà abituato al lettino e avrà imparato nuove modalità di rilassamento, non avrà più bisogno del cuscino. Il cuscino è come un salvagente che aiuta il bambino ad imparare a nuotare. Una volta imparato, il salvagente non serve più e la stessa cosa vale per il cuscino.

SI ADDORMENTA SOLO IN PASSEGGINO

Il bimbo è abituato a muoversi fin dalla gestazione, per cui il semplice movimento lo tranquillizza e lo rilassa. Infatti si verifica spesso che, passeggiando in navicella, ovetto o passeggino, si addormenti grazie al movimento. Questo succede perché il piccolo ha associato l'addormentamento al moto, senza al quale non riesce più ad innescare il sonno. Per questo motivo spesso i genitori adottano il passeggino come unica soluzione di addormentamento, non solo all'esterno ma anche dentro casa, visto che il bimbo si addormenta solo in quel modo.

Ma come possiamo fare per cambiare le cose? Introducendo l'addormentamento da fermi, cioè facendo tutto il contrario di quello che avete sempre fatto.

Solitamente quando il bambino si addormenta con il passeggino in movimento, la mamma è costretta a continuare a camminare senza potersi fermare, per evitare che si risvegli. Quello che suggerisco io invece è di attivare una modalità differente, ovvero l'addormentamento con le soste, per abituarlo all'assenza di movimento. Mentre state passeggiando e vi accorgete che il bambino sta chiudendo gli occhi e si sta per addormentare, fermatevi proprio in concomitanza della chiusura dei suoi occhi. Appena il bambino riapre gli occhi, infastidito dall'assenza di movimento, ricominciate a passeggiare con passo lento, come a voler dire «Non preoccuparti, stiamo ancora passeggiando». Questa procedura va ripetuta più volte durante la passeggiata e per più giorni, finché il bambino non si addormenterà con il passeggino fermo.

Una volta addormentato, rimanete fermi per almeno tre minuti e lasciate che il bambino entri in un sonno più profondo. L'ideale a questo punto è inserire l'elemento voce, facendo una telefonata, cantando una canzone o chiacchierando con qualcuno, così il bimbo sarà cullato dal suono della voce della mamma, anziché dal movimento, percependone la sua presenza.

Consolidata questa procedura, vi accorgerete che il bambino non si sveglierà più appena il passeggino si arresta e sarete liberi di rimanere fermi o di continuare a camminare, visto che l'addormentamento non è più associato al movimento.

IMPIEGA DUE ORE PER ADDORMENTARSI

Sono molti i casi in cui ho visto il bambino impiegare moltissimo tempo per addormentarsi, alle volte anche fino a due ore, dopo lunghi e strazianti tentativi dei genitori, mentre il bambino piange, si lamenta e fa richieste di ogni genere. L'addormentamento in sé è la fase più difficile, ma anche la più importante, per questo motivo invito sempre le mamme e i papà a impegnarsi se si vogliono ottenere dei risultati che durino nel tempo.

Prendete ciò che vi dico come un assioma: migliorare l'addormentamento, anche in termini di tempo, è il primo passo per ristabilire il sonno del bambino, portando a una forte diminuzione del numero di risvegli notturni.

Perché alcuni bambini impiegano molto tempo, addirittura delle ore, prima di addormentarsi? Dalla mia esperienza ho capito che in questi casi il bambino non ha ancora sviluppato una sua naturale modalità di rilassamento e di addormentamento e i genitori inesperti vanno per tentativi, lasciando che sia il piccolo a dirigere questa fase. Si crea così un grande caos, perché nessuno sa cosa fare e l'ultimo che dovrebbe condurre l'addormentamento, cioè il bambino, si ritrova a capo di tutto.

Le sue continue richieste, come bere l'acqua, l'essere preso in braccio appena messo nel lettino, prendere il ciuccio, toccare i capelli o le orecchie della mamma, non sono delle vere e proprie esigenze, ma solo una serie di scuse per restare sveglio e trattenere i genitori in camera con lui.

La soluzione non sta nel soddisfare una ad una le sue richieste, anche quando sono evidenti scuse per ritardare la nanna, nell'illusione che poi dormirà, ma nell'appagare il suo bisogno di attenzioni prima che arrivi il momento di andare a dormire, in anticipo rispetto all'addormentamento, per poi creare un processo che non includa i genitori nel rituale del sonno.

Ad esempio, se il bambino vuole leggere una storia e poi un'altra ancora e poi ancora fino all'infinito, sarà compito del genitore definire prima dell'addormentamento quante storie leggergli. Non è importante quante ne leggerete, potranno essere due, tre, cinque, o quello che volete, l'importante è fissare dei limiti all'inizio del processo e poi rispettarli. Anche in questo si può far rientrare il principio del comunicare prima di fare.

L'importante è non cedere di fronte alla richiesta di un altro libro da leggere, perché altrimenti verrà meno la credibilità che state costruendo come guida.

Sono i genitori che conducono, in quanto guide, e il bambino li segue, quindi se è ancora lui a dirigere il processo, è giunto il momento di prendere in mano le redini della situazione e aiutarlo a seguire le vostre indicazioni, perché ora avete gli strumenti per poterlo fare.

Un altro dei motivi che rendono il tempo di addormentamento molto lungo è il fatto che i genitori siano stati fuori tutto il giorno per lavoro, non dando al bambino le giuste attenzioni di cui ha bisogno, perciò consiglio di creare dei momenti esclusivi di gioco con lui sia al rientro a casa sia prima della nanna.

I genitori devono giocare con i bambini. Ho anche notato che i papà sono sempre i più creativi e fantasiosi nei giochi, tanto da impararne io stessa di nuovi osservandoli in azione.

In caso di bambino eccitabile il gioco deve essere molto attivo, come correre o saltare, se invece il bambino è sensibile/irritabile dopo un po' non riuscirà più a sostenere il mondo esterno, per lui sempre troppo pieno di stimoli, perciò è meglio scegliere una modalità di gioco più tranquilla tipo le costruzioni o i trenini, da fare insieme a mamma e papà prima di andare a dormire. Vedrete che il tempo di addormentamento si ridurrà, perché il bimbo si sentirà molto considerato e soprattutto rilassato.

Un'altra causa del protrarsi dell'addormentamento può essere dovuta alla messa in atto di *strategie parallele* da parte del bambino, di cui parleremo in maniera approfondita nel prossimo capitolo. Per il momento posso anticiparvi che si tratta di interferenze che non creano problemi alla qualità del sonno del bambino, ma allungano di molto i tempi dell'addormentamento.

FA SOLO DEI MICRO-PISOLINI (20/40 MINUTI) DURANTE TUTTA LA GIORNATA

I micro-pisolini sono un'altra situazione che mi capita spesso di riscontrare.

Il bambino è stanco e vorrebbe dormire, ma le sue nanne non durano mai più di quaranta minuti l'una. A volte i genitori pensano che il bambino si svegli perché capace di ricaricarsi più velocemente degli altri o addirittura credono che questo tempo gli sia sufficiente, ma in realtà il bambino ha terminato soltanto il primo ciclo del sonno per poi svegliarsi senza riuscire a riaddormentarsi. Possiamo accorgerci che la durata dei pisolini sia insufficiente quando il bambino durante l'arco della giornata, anche solo dopo poco tempo che si è svegliato, manifesta nuovamente segni di stanchezza. Consideriamo che quando i bambini sono ancora molto piccoli, le ore di sonno nell'arco della giornata possono arrivare anche a sedici e sono indispensabili per un corretto sviluppo sia del corpo che della mente, ed è quindi molto importante comprendere il vero motivo per cui il bambino non riesca a dormire più a lungo in modo da aiutarlo.

I micro-pisolini sono il sintomo che l'addormentamento non è autonomo, in caso contrario avrebbe di certo un sonno più sereno e rilassato. Ma ancor prima di parlare di addormentamento autonomo bisogna instaurare un equilibrio che parte dall'alimentazione e si lega inscindibilmente al sonno. Routine, alimentazione e sonno sono tre elementi che devono incastrarsi alla perfezione. Se uno solo è fuori posto dobbiamo fare tutto il necessario affinché torni l'equilibrio, altrimenti il primo a risentirne sarà proprio il sonno. Quindi, se volete risolvere il problema dei pisolini, la prima cosa su cui intervenire è la routine giornaliera, iniziando magari a far mangiare il bimbo sempre alla stessa ora, cosa che lo porterà anche a dormire al solito orario.

Per esempio, se il pranzo non avviene tra le 11:30 e le 12:00, il pisolino si sposterà di conseguenza, andando a sballare anche gli orari del gioco, della cena e della nanna serale.

L'ideale è seguire lo schema che applicano al nido, anche se il bambino non lo frequenta.

Un altro consiglio è quello di anticipare sempre i suoi bisogni, non aspettando che sia stanco o abbia fame. Ad esempio, se volete far pranzare il bimbo alle 12:00, ma lui si è svegliato alle 7:00 e poi ha fatto solo un pisolino alle 9:45, dovete considerare che difficilmente arriverà a mezzogiorno, e che quindi conviene anticipare il pranzo alle 11:00/11:30 per aiutarlo a prendere il ritmo giusto che lo farà poi dormire meglio di notte. Calcolate sempre che le attività più stimolanti, tipo il gioco, è meglio farle subito dopo la nanna, o in ogni caso al mattino, così da farlo stancare e conciliargli il sonno.

Per riuscire ad allungare la durata dei micro-pisolini durante il giorno, potete provare a riaddormentare il bambino non appena si sveglia, in modo da aiutarlo a raggiungere quel numero di ore di sonno necessarie per la sua crescita. Quindi inizialmente vi troverete ad affrontare diversi ri-addormentamenti dopo ogni micro-pisolino, ma non appena il bambino imparerà a rilassarsi e riaddormentarsi da solo, lo farà in autonomia senza più avere bisogno dei genitori.

DORME TANTO AL MATTINO

Dopo i sei mesi, se il bambino dorme più di due ore di mattina, è probabile che stia recuperando il sonno notturno, correndo il rischio di alterare il suo equilibrio sonno-veglia. Questo può non sembrare un problema, ma potrebbe diventarlo: la mattina avremo un bambino tranquillo e riposato, poi dopo pranzo dormirà appena 30/40 minuti, e dalle 13:30 sarà dura arrivare a sera perché, essendo stanco, sarà lamentoso, vorrà stare soltanto in braccio e non riuscirà a rilassarsi con nessun gioco, tanto da crollare nuovamente verso le 15:30/16:00, creando uno sfasamento che sposterà la nanna della sera tra le 23:00 e le 24:00.

Affinché non diventi un'abitudine, basterà svegliarlo dal pisolino mattutino, dopo un'ora per i bimbi eccitabili e dopo massimo un'ora e mezza per i bimbi più sensibili/irritabili. Il bilanciamento delle ore di nanna durante il giorno è fondamentale per ottenere un buon equilibrio del sonno nella notte.

SI ADDORMENTA AL SENO O CON IL BIBERON

Un'altra situazione che mi viene spesso raccontata dalle mamme è che il bimbo si addormenti solo al seno o con il biberon, o che per dormire voglia sempre con sé un biberon di camomilla o di acqua.

Per un neonato questa modalità di addormentamento è molto naturale, perché l'allattamento non è solo una questione alimentare, ma anche un importantissimo momento affettivo ed emotivo tra mamma e bambino, oltre al fatto che stimola la produzione di ormoni come la prolattina e l'ossitocina, che garantiscono la produzione di latte e soprattutto durante le prime settimane rilassano molto sia la mamma che il bambino, al punto da farlo addormentare.

Appena però la routine del bimbo diventa più regolare, è importante intervenire sull'associazione tra il sonno e il cibo. Questo non significa che bisogna smettere di allattare o di dare il biberon di latte. Assolutamente no! L'alimentazione, che sia al seno, artificiale o mista, deve assolutamente continuare secondo quanto prescritto dal pediatra. Quella che però deve essere rivista è l'associazione cibo/nanna perché può influenzare l'addormentamento autonomo e di conseguenza il sonno del bambino. Il seno o il biberon vanno sempre dati prima di iniziare la fase di addormentamento, per garantire il nutrimento e il conseguente rilassamento.

Spesso invece le mamme danno il biberon direttamente nel lettino oppure, quando il bimbo è in grado di prenderlo da solo, lo lasciano lì causandogli confusione, perché lui ne deduce che è così che si dorme, trasformando la poppata in parte integrante del rituale del sonno, che vorrà ripetere ad ogni suo risveglio. Se invece allattate o date il biberon seduti sul divano, prima ancora di iniziare il giro dei saluti, vedrete che questo elemento uscirà fuori dal rituale del sonno. Fate inoltre attenzione alla camomilla, perché quella in polvere è spesso molto zuccherata, per cui vi consiglio di usare sempre la camomilla in filtri.

Sono Silvia, una mamma di Roma, e il mio rapporto con Gabriella è iniziato nel lontano 2013, tramite un'amica in comune, perché lei non aveva ancora il sito internet o il gruppo Facebook e la si conosceva tramite il passaparola. Sono andata subito a fiducia, presa dalla disperazione per il mio primo figlio Marco che non dormiva e ci faceva passare le notti insonni.

Mio marito gioca a calcio e ci trasferivamo spesso in una nuova città. In quel periodo eravamo a Bologna, dove Gabriella era venuta a fare la consulenza con il figlio di un compagno di squadra di mio marito che, vedendolo addormentarsi tutti i pomeriggi sui lettini dello spogliatoio, un giorno gli disse di contattarla, perché a lui aveva risolto il problema.

Appena tornato a casa me ne ha parlato, ma io ero un po' titubante, come è normale che sia, però ho accettato tanta era la nostra disperazione. Appena le ho parlato mi ha immediatamente trasmesso un senso di protezione e la sensazione di potermi affidare completamente a lei. Pensate che all'epoca ero una ragazzina di venticinque anni lontana centinaia di chilometri da casa, sola con mio marito e con un bambino che non dormiva mai, si svegliava la notte anche ogni quaranta minuti e io finivo spesso per cullarlo da sola perché mio marito doveva riposarsi per la partita dell'indomani.

Ho contattato Gabriella a gennaio ed è venuta dopo due mesi, perché già allora le liste di attesa erano piuttosto lunghe. Come è arrivata a casa mia, è stato subito un colpo di fulmine, come accade nell'amore, tanto è vero che quando dopo tre giorni è andata via ho pianto come una bambina, perché era lei a mancarmi, indipendentemente dal risultato ottenuto con mio figlio, il sonno etc. Mi mancava lei come persona, perché ricordo che passavamo dei pomeriggi interi a chiacchierare, arrivando anche a sera, e che in lei avevo trovato un'amica. Negli anni successivi ci siamo sentite spesso per telefono e, anche ora che è molto più impegnata, lei è sempre presente nelle nostre vite.

Dopo tre/quattro giorni con lei, avevo già visto i risultati con il bambino e non ci sembrava vero, tant'è che quando a distanza di cinque anni ho avuto un altro figlio e, da Bologna ci eravamo trasferiti a Torino, l'ho subito richiamata. Con il primo figlio avevamo iniziato a lavorare insieme quando aveva tra i sette e gli otto mesi, mentre con il secondo abbiamo impostato tutto bene dal principio e infatti abbiamo ottenuto dei risultati molto prima rispetto al fratello maggiore, perché più il bimbo è piccolo e più è veloce nell'acquisire il metodo. Essendo anche io più sicura, sono inoltre riuscita a trasmettere più sicurezza e fiducia a mio figlio, che ha subito dormito sereno.

Io lo dico sempre: Gabriella è stata il nostro angelo custode. Ci ha cambiato la vita per sempre, perché, parliamoci chiari, quando i bambini dormono tutta la notte stai bene anche a livello di coppia e di unione familiare, si vive meglio e i bambini sono felici.

CAPITOLO 9

Le strategie parallele

*La vita non potrebbe regredire, neanche se volesse.
È incapace di farlo. Ora, è vero che può sembrare
che stia regredendo. […] Ma, di fatto, il cambiamento
può essere solo in meglio, altrimenti non avverrebbe.*
– Neale Donald Walsch

COSA SONO?

All'inizio di ogni mia consulenza cerco sempre di chiarire al meglio in cosa consiste il metodo ReSleeping®, come si imposta e quali potrebbero essere le difficoltà che si incontreranno durante il percorso. È importante che i genitori sappiano che nel primo periodo di applicazione del metodo ci saranno dei netti miglioramenti, ma anche delle piccole regressioni.

Ancor prima di cominciare annuncio alle mamme che anche se all'inizio può sembrare che qualcosa non stia funzionando, è normale e non c'è da preoccuparsene in quanto fa parte del processo di apprendimento. La regressione è il ritorno del bambino a dei comportamenti precedenti o il ricominciare dei risvegli notturni, quando avviene dobbiamo fermarci un attimo e cercare di capire il perché.

Spesso la causa di queste regressioni la troviamo nella messa in atto da parte del bambino di quelle che io chiamo *strategie parallele*, ovvero dei comportamenti che si manifestano parallelamente all'acquisizione del metodo e che vanno in direzione contraria, come a richiamare la precedente modalità di addormentamento.

È come se il bambino all'improvviso si ricordasse che prima si addormentava in un'altra maniera e cercasse di ritornare alla vecchia abitudine, attraverso comportamenti che sembrava aver superato. Infatti, il sintomo che il bambino sta mettendo in atto una *strategia parallela* è che, dopo un paio di settimane dall'inizio del metodo, all'improvviso niente sembri più funzionare e il bambino regredisca allo stato iniziale o quasi.

Ricordate la differenza tra bisogni reali e richieste insistenti di cui ho parlato nel capitolo precedente?

Ecco, le *strategie parallele* non rientrano nei bisogni reali, ma nelle richieste insistenti dei bambini ed hanno come unico scopo quello di trattenere i genitori nella stanza, per tornare ad addormentarsi come faceva prima, magari tenendo la manina o accarezzando i capelli della mamma.

Altri esempi di *strategia parallela* sono quando il bambino, al termine della lettura di una storia, chiede di leggerne un'altra, poi un'altra ancora e si finisce per leggerne dieci. Oppure quando il bambino chiede alla mamma di rimanere con lui e, non appena lei si allontana di un passo, inizia a piangere.

Un altro esempio è la *manina*: «Mamma, voglio che mi tieni la manina mentre mi addormento». Oppure: «Voglio che ti metti sdraiata vicina a me per addormentarmi, voglio toccarti i capelli». Sono tutte richieste che il bambino verbalizza se è già grandicello o se più piccolo fa in modo di trasmettere. I genitori di solito le accolgono pensando: «Se faccio quello che mi chiede, si rilasserà e poi dormirà». In realtà avviene tutto il contrario, perché se si accettano queste richieste del bambino quando applica una *strategia parallela*, il percorso di addormentamento diverrà molto più lungo e difficoltoso.

Mi è capitato un bambino bravissimo nell'apprendimento del metodo che già dopo due settimane si addormentava autonomamente in pochi minuti e non faceva quasi più risvegli notturni, ma all'improvviso, durante un addormentamento serale, appena la mamma è uscita dalla stanza si è messo in piedi nel lettino ed ha lanciato fuori tutti i pupazzi, chiamando la mamma per farglieli raccogliere.

Lei non ha capito subito che questa fosse una *strategia parallela*, credeva che per lui fosse solo un gioco. Invece, da quel momento ogni volta che la mamma dopo l'addormentamento usciva dalla stanza, il bambino lanciava fuori tutto ciò che c'era nel lettino, tra orsacchiotti e ciucci, facendo diventare il lancio degli oggetti parte del suo rituale del sonno.

La soluzione che abbiamo adottato in questo caso è stata innanzitutto far prendere coscienza alla mamma che non si trattava di un nuovo gioco, ma di una vera e propria strategia, e poi lasciarle il giusto tempo per rendersi conto di come suo figlio fosse riuscito a deviare il percorso che avevamo costruito. Solo a quel punto la mamma è riuscita a trovare la determinazione giusta per comunicare con lui, al fine di sostituire la richiesta di attenzioni (il lancio dei pupazzi) con coccole e carezze. Gradualmente le dimostrazioni di affetto sono entrate a far parte del rituale di addormentamento e, visto che soddisfacevano appieno il bisogno del bambino, lui ha ripreso a dormire sereno in breve tempo.

L'importante è essere consapevoli che, dopo circa un paio di settimane, molto probabilmente il bambino avrà una regressione e bisogna stare attenti a riconoscere le *strategie parallele* sin dai primi segnali. So che è difficile, ma non scoraggiatevi: se avete lavorato bene durante i primi giorni di applicazione del metodo, il bambino tornerà presto a migliorare la qualità del sonno.

Se le *strategie parallele* avvengono dopo un paio di settimane, ricordate che per l'applicazione corretta del metodo servono almeno due o tre giorni per comunicare al bambino il cambiamento prima di metterlo in atto, circa dieci giorni per memorizzarlo e un mese per consolidarlo. Per cui non fategli fretta, i risultati arriveranno.

COME RICONOSCERLE?

Sono molteplici i segnali che indicano una *strategia parallela* e per riconoscerli basta osservare attentamente i comportamenti del bambino e ogni variazione durante l'addormentamento.

Uno dei primi campanelli di allarme è che il tempo per addormentarsi si allunga, passando dai venti, massimo quaranta minuti iniziali fino a raggiungere anche un'ora e mezza.

Altri sintomi di *strategie parallele* sono l'aumento dei risvegli, la maggiore difficoltà nel riaddormentare il bambino di notte, e il fatto che il bambino non è più disponibile al cambiamento e cerchi in tutti i modi di trattenere i genitori in camera.

Ribadisco che questo tipo di comportamento si crea naturalmente nel 99% dei bambini, quindi se notate delle regressioni o vi sembra di essere tornati al punto di partenza non pensate di aver sbagliato qualcosa, ma considerate la *strategia parallela* come una delle tappe da affrontare in questo percorso.

Alcuni definirebbero questo tipo di comportamento una regressione, invece io lo chiamo *strategia parallela* perché è solo un momento in cui il bambino mette alla prova la guida e la determinazione dei genitori. È come se pensasse: «Vediamo se veramente mamma e papà vogliono guidarmi in questa nuova direzione oppure, se insisto un po', tornano a fare quello che voglio io».

Questo è il motivo principale per cui il bambino crea le *strategie parallele*: per avere sempre il controllo della situazione e portare i genitori a comportarsi come lui preferisce, oltre ad avere il massimo delle attenzioni.

Mi raccomando, quando vi accorgete che siete nel pieno di una *strategia parallela* e vi state muovendo per ripristinare l'equilibrio che avevate appena costruito, non agite in maniera rigida per accelerare i tempi, ma ricordatevi di consolare sempre il bambino e non lasciarlo mai piangere. L'importante è cercare di capire qual è il suo problema e cosa vuole dirvi, assicurandovi come prima cosa che non abbia dolori o malattie, perché non si possono ricondurre tutti i comportamenti anomali ad una *strategia parallela* senza preoccuparsi di capire i bisogni del bambino.

Spesso infatti capita che qualcosa faccia innescare la *strategia parallela*, come per esempio un cambio di ambiente. Per cui se quando dormiva in camera con mamma e papà non attuava nessuna strategia, appena il lettino viene spostato in camera con il fratellino ecco che si inventa mille stratagemmi, perché non avendo più l'attenzione dei genitori tutta per lui, deve trovare un modo per riottenerla.

Se è vero che esistono numerosi segnali che ci fanno comprendere che il bambino sta attivando una *strategia parallela*, è anche vero che non sempre sono così evidenti e a volte i genitori fanno fatica a riconoscerli, come nel caso della manina. Quando il bambino si sta addormentando, prende per mano la mamma per sostituire la nuova modalità di rilassamento proposta dai genitori con quella escogitata da lui. È un modo per trattenere la mamma, che la prima sera sottovaluta la portata del gesto, pensando: «Che vuoi che sia la manina, è solo un piccolo gesto di affetto». La seconda sera accade la stessa cosa e la terza sera, se non gli si dà la manina, il bambino inizia ad urlare perché la vuole e a quel punto scatta la richiesta insistente che si è fatta largo con la *strategia parallela*.

Con questo non voglio dire che la mamma non debba toccare suo figlio o dimostrargli il suo affetto, ma vorrei farvi capire che qualunque novità inserita dal bambino e non dalla guida dei genitori durante la fase di addormentamento, anche solo la manina come in questo caso, può trasformarsi in una parte integrante del rituale del sonno; pertanto valutate sempre attentamente l'inserimento di ogni nuovo elemento e imparate a gestire i cambiamenti.

Questo vale per il primo periodo di applicazione del metodo, durante il quale suggerisco di attenersi quanto più possibile ai sette passi, mentre con il passare del tempo sarete sempre più liberi di inserire delle variabili, per far sì che i bambini dormano anche quando i genitori non ci sono, come può accadere ad esempio con la tata, o a casa dei nonni, o ancora in una cameretta diversa quando si è in vacanza o in camper. Tutto questo è possibile, ma dovrete avere pazienza ed aspettare che il metodo sia stato completamente compreso e assimilato nei primi uno/due mesi.

Un'altra *strategia parallela* difficile da riconoscere è quando il bambino ritarda la messa a letto per stare il più possibile con i genitori, che per carità, è sacrosanto, ma bisogna essere fermi nello stabilire un'ora di messa a nanna. Per abituare gradualmente il bambino al cambiamento, si potrebbe creare un'associazione, ad esempio facendo suonare una certa canzoncina o spegnendo una lucina, e a quel punto significa che è arrivato il momento di andare a letto.

COME ELIMINARLE?

Un atteggiamento morbido e non troppo rigido è sicuramente il miglior approccio per eliminare le *strategie parallele*.

In questi anni di consulenze a domicilio ho notato che in alcune famiglie ci sono regole molto rigide, mentre in altre i bambini possono fare un po' quello che vogliono. A volte i genitori sono molto accondiscendenti, e altre volte ancora si limitano a fare dei piccoli tentativi per vedere la reazione del bambino, nella speranza che il loro problema si sistemi da solo.

La *strategia parallela* si elimina in un solo modo: con la comunicazione. Dopo aver compreso il perché del suo atteggiamento ed aver identificato la *strategia parallela*, entriamo in comunicazione con il bambino parlandogli e spiegandogli il perché del cambiamento. Non bisogna mai dimenticarsi che anche i bambini più piccoli sono in grado di capire tutto ciò che gli comunichiamo.

È probabile che all'inizio il bambino sia un po' contrariato, ma basterà consolarlo e rassicurarlo, continuando a comunicare con lui. Inizialmente dopo una *strategia parallela* si impiega tanto tempo per addormentarlo, però poi piano piano si ritorna alla normalità. Infatti, una delle armi principali per eliminare le *strategie parallele* è proprio la pazienza, e quando si è stanchi e questa viene meno, è importante che i genitori facciano gioco di squadra, aiutandosi e dandosi il cambio durante il giro dei saluti, il rilassamento, l'addormentamento e i risvegli notturni, ma anche in tutte le altre attività, perché da soli è sicuramente più difficile.

Un altro esempio che mi viene in mente, in quanto è un classico di *strategia parallela*, riguarda la continua richiesta del bicchiere d'acqua dopo che il bambino è stato messo nel lettino e si è usciti dalla stanza. Il bambino chiede un bicchiere d'acqua e la mamma giustamente glielo porta, perché ha sete. Dopo dieci minuti però il bambino, ancora sveglio, chiede di nuovo un bicchiere d'acqua e la mamma glielo porta, perché in fondo cosa c'è di male? Se il bambino ha sete perché non dovrebbe bere? E spesso si va avanti così per cinque o sei bicchieri d'acqua. Se è inverno, il bambino non ha febbre, non sta male e non ha mangiato nulla di molto salato che potrebbe fargli sentire una forte sensazione di sete, è più che evidente che il bere non sia legato a un'esigenza fisiologica, ma solo a una richiesta insistente di attenzioni e molto probabilmente si tratta di una *strategia parallela*, soprattutto se siamo alla seconda settimana dall'inizio dell'applicazione del metodo.

Una soluzione potrebbe essere quella in cui la mamma, invece di dargli l'acqua gliela mette sul comodino e gli dice di prendersela da solo, interrompendo con questo solo gesto un processo di regressione. È possibile che il bambino lo capisca e mostri il suo disappunto, magari anche con il pianto, che in quel momento è il suo unico modo di comunicare ed esprimersi. A quel punto potrebbe intervenire il papà, perché il bambino non va mai lasciato piangere, che lo aiuta a calmarsi e propone il compromesso di un momento di attenzione esclusiva con lui: «Per questa volta l'acqua te la porto io, ma da domani lo sai che devi prenderla da solo». Per aiutarlo a consolidare questo cambiamento, il giorno dopo la mamma, prima di metterlo a letto, può spiegare nuovamente la regola dell'acqua e vedrete che il bimbo con il passare dei giorni perderà la *strategia parallela*, ma bisognerà comunque restare sempre in guardia, perché potrebbe inventarsene un'altra in men che non si dica.

Ricordate che il modo migliore per eliminare le *strategie parallele* è sempre e comunque una comunicazione amorevole, ma ferma, che attraverso stratagemmi creativi convinca definitivamente il bambino che sia giusto affidarsi ai genitori.

Mi chiamo Laura e sono di Roma. Non ho mai incontrato dal vivo Gabriella, però grazie al gruppo Facebook ReSleeping® MOMs ho potuto comunque applicare il suo metodo. Mi sono unita al gruppo perché mio figlio, che all'epoca aveva sedici mesi, continuava a svegliarsi almeno due o tre volte a notte senza un reale motivo; non aveva fame o doveva essere cambiato, si svegliava e poi si riaddormentava, ma io e mio marito volevamo poter dormire una notte intera. Vivevamo all'estero senza supporti di alcun tipo, eravamo veramente stanchi e abbiamo deciso di informarci sul metodo ReSleeping®, prima di applicarlo volevamo capire bene cosa significasse, cosa ci chiedeva di fare, quali erano i principi che avremmo dovuto applicare.

Una volta studiato il metodo attraverso le Live del gruppo e dopo esserci convinti che eravamo pronti per iniziare, abbiamo spostato il lettino nella sua cameretta e abbiamo iniziato con le fasi iniziali del metodo, tra cui la riconciliazione, fondamentale nel caso ci siano stati dei problemi come i nostri, visto il parto prematuro, per poi proseguire con tutti gli altri passi che favoriscono l'addormentamento autonomo. Nel giro di soli due mesi siamo riusciti a risolvere tutto e il bimbo si addormentava da solo in dieci minuti, dormendo per tutta la notte.

Siamo rimasti comunque nel gruppo perché abbiamo dovuto affrontare altre problematiche, come il trasloco e quindi un cambio totale di ambiente e di nido, poi c'è stata la nasci-

ta del fratellino, in seguito alla quale il fratello maggiore ha vissuto un periodo di regressione in cui si sono ripresentati i risvegli notturni, che siamo riusciti a gestire affrontando anche il tema degli incubi dovuti a un fatto successo a scuola.

Ora il nostro bambino ha tre anni e mezzo, negli ultimi due anni abbiamo vissuto un po' tutte le tematiche che Gabriella affronta nel gruppo, compreso lo spannolinamento al momento di andare alla materna, e devo ammettere che seguendo il metodo tutto si è risolto in poco tempo.

Penso che la forza di questo gruppo sia proprio il fatto di avere qualcuno che ti dice: «Guarda, prova questa soluzione perché al 99% funziona». Così si evita di perdere tempo con soluzioni temporanee o inefficaci, e questo per noi è stato un sostegno incredibile.

CAPITOLO 10

Cosa fare se si sveglia di notte?

*È buffo, ma proprio le persone che
ti tolgono il sonno sono le stesse
che poi ti fanno sognare.*
– Antonio Curnetta

I RISVEGLI SONO FISIOLOGICI

In consulenza, durante l'incontro preliminare spesso le mamme mi chiedono: «Ma farà bene al bambino dormire tutta la notte di seguito?» Oppure: «Non gli sfaserà il ciclo del sonno?».

Sono molti i genitori che si preoccupano quando sentono parlare del bambino che dorme tutta la notte, una addirittura un giorno mi chiamò allarmata, perché per la prima volta la figlia aveva dormito sei ore di seguito senza mai chiamarla. Devo quindi rassicurare i genitori, in quanto nessun bambino in realtà dorme tutta la notte senza alcun risveglio, e nemmeno noi adulti lo facciamo. Tutti si svegliano di notte, gli adulti spesso neanche se ne accorgono, si girano dall'altro lato e si riaddormentano, mentre i bambini hanno un ciclo del sonno più breve rispetto agli adulti e quindi si svegliano più di frequente, ma non riescono più a riaddormentarsi senza l'aiuto di mamma o papà. I bambini che hanno appreso il metodo ReSleeping® invece sono pienamente in grado di riaddormentarsi da soli, proprio come noi adulti, tanto che il giorno dopo i genitori hanno la sensazione che non si siano mai svegliati.

Inoltre, la modalità di addormentamento è strettamente collegata con i risvegli notturni e se l'addormentamento non avviene in modo autonomo, il bambino finisce per risvegliarsi in continuazione, con la conseguenza che mamma e papà dovranno riaddormentarlo ogni singola volta.

TIPOLOGIE DI RISVEGLI NOTTURNI

Come abbiamo già visto, esistono diverse tipologie di risvegli e in questo capitolo descriverò quelle più comuni in modo da darvi dei punti di riferimento. Comprendere la natura del risveglio, specialmente quello notturno, permette di applicare la strategia migliore, perché non è vero che ad ogni risveglio bisognerà fare sempre la stessa cosa, anzi, per ogni tipologia di risveglio si dovrà trovare la soluzione più adatta.

I risvegli più comuni e semplici da riconoscere sono quelli dovuti a fattori fisiologici, come l'allattamento per i più piccini, o fame e sete per i più grandi. I risvegli notturni per cause fisiologiche possono avvenire anche durante lo svezzamento, quando il passaggio dal cibo liquido a quello solido può causare un disturbo intestinale.

Un altro importante fattore fisiologico riguarda la dentizione, che è forse quello che spaventa di più i genitori, perché spesso si sentono inermi e possono al limite ricorrere solo a qualche piccolo espediente, come all'utilizzo di una pasta gengivale lenitiva o a un massaggia gengiva, per poi attendere che il dentino tagli la gengiva e spunti fuori. Oltre al risveglio notturno, purtroppo la dentizione può causare anche delle lunghe veglie prima di riuscire a riaddormentare il bambino.

I disturbi come la febbre, le coliche, il reflusso, la dermatite, intolleranze alimentari, etc. sono solo alcune delle più comuni e frequenti cause di risvegli legate alla salute del bambino. In questi casi il genitore non deve cercare la soluzione al risveglio, ma solo rivolgersi al pediatra per curare il proprio bambino nel migliore dei modi e lui smetterà di risvegliarsi così spesso una volta guarito.

A partire dal quarto mese i risvegli notturni sono un classico. Sono tantissime le mamme che mi chiamano tra il quarto e il quinto mese del loro bambino per dirmi: «Ha sempre dormito, ma da quando ha compiuto quattro mesi si sveglia tutta la notte e non ce la facciamo più».

Con l'acquisizione di una capacità motoria, quando il bambino inizia a rotolarsi, gattonare e poi camminare, è molto probabile che inizi a svegliarsi durante la notte o abbia difficoltà ad addormentarsi, portando il tempo di addormentamento anche a un'ora e mezza o due, cogliendo mamma e papà impreparati e mettendoli a dura prova. Se prima avevano un bambino che come lo mettevano giù così lo ritrovavano, ora hanno un bambino che gira dentro il lettino come le lancette di un orologio e si fa tutto il perimetro del letto. Durante questa fase, l'addormentamento può diventare più lungo e difficoltoso, perché il bimbo vuole continuare a muoversi e a sperimentare il proprio corpo, quindi non riesce a rilassarsi. Per favorire il sonno, consiglio di dare sfogo al suo bisogno di movimento durante il giorno, o giocando sul tappeto o tramite i massaggi: esistono tanti professionisti che insegnano alle mamme come fare i massaggi in modo da aiutare il bambino che muove i suoi muscoli per la prima volta.

Anche alcuni fattori ambientali posso causare risvegli durante la notte, per esempio se c'è troppo freddo o troppo caldo, o se ci sono troppi stimoli dentro la camera come luci intense o rumori forti e improvvisi. Soprattutto ai bambini sensibili e irritabili capita di svegliarsi per il minimo rumore, come la caduta di un oggetto in un'altra stanza, perché hanno una sensibilità maggiore. In questo caso potrebbe essere di aiuto uno strumento come un peluche che riproduce un rumore bianco simile al battito cardiaco materno, un suono a lui familiare che lo aiuta a rilassarsi e riaddormentarsi qualora si svegli.

Anche il cambio di ambiente, che sia dovuto a un trasloco, a una nuova camera in cui dormire durante le vacanze, o più semplicemente al passaggio dalla camera dei genitori al lettino in cameretta, può causare dei risvegli. Non possiamo mettere a dormire il bambino in una nuova camera e in un nuovo lettino senza alcun preavviso. Dovete considerare che quello che per noi può essere un semplice cambiamento, per il bambino potrebbe essere qualcosa di molto grande da gestire a livello emozionale, per cui prima di attuare qualunque cambio di cameretta, di lettino o altro, è sempre bene domandarsi se sia il momento giusto per farlo e se il bambino sia pronto ad accoglierlo in questa sua fase evolutiva. Dopodiché, come sempre, comunichiamo con lui spiegandogli ciò che andremo a fare: il passaggio deve essere il più possibile graduale e il bambino deve esserne sempre reso partecipe attraverso la comunicazione.

Un'ulteriore causa di risveglio sono i fattori emozionali, tra i più complessi da riconoscere. Ad esempio, a seguito dell'inserimento al nido e del conseguente distacco, di notte il bambino potrebbe svegliarsi tante volte richiedendo la presenza dei genitori. Allo stesso modo, il rientro al lavoro della mamma, l'arrivo di una nuova tata o di un fratellino, sono tutte componenti che possono creare risvegli notturni.

I *pavor notturni*, ovvero il parziale risveglio dal sonno profondo in preda a un'agitazione intensa, non devono invece far preoccupare i genitori. Questi infatti non sono connessi né a traumi né a problemi relazionali ed emotivi.

Sin dalla nascita, fino al sesto mese di vita del neonato, si possono verificare risvegli dovuti al riflesso di Moro che si manifesta con una reazione di soprassalto e conseguente apertura improvvisa delle braccia, che spaventa il bambino. In questi casi, avvolgere il bambino con un lenzuolino o una copertina in maniera delicata può aiutarlo a dormire in modo continuativo e ad evitare i risvegli.

Non ultimo da considerare tra i fattori emotivi è il risveglio del bambino dovuto alle tensioni all'interno della famiglia. Nel caso in cui i genitori si trovino spesso a discutere tra di loro davanti ai figli o che in famiglia si respiri un'aria di tensione, anche il sonno del figlio ne sarà influenzato. I bambini infatti sono molto sensibili e passano tutto il giorno a osservarci, per cui non pensate che non siano in grado di percepire gli attriti.

Un altro tipo di risveglio è quello ambientale ed è una tipologia di risveglio che capita molto frequentemente. Se ad esempio decidiamo di trascorrere il weekend in un posto nuovo, non è consigliabile partire nel pomeriggio per arrivare la sera in quanto il bambino più sensibile e irritabile non avrebbe il giusto tempo per ambientarsi alla nuova sistemazione e alla nuova cameretta. Pertanto potrebbe svegliarsi la notte, ritrovarsi in un posto in cui non è mai stato e che non conosce e finire per spaventarsi e piangere, impiegando più tempo ad addormentarsi e replicando i risvegli durante la notte.

Se invece partiamo la mattina, abbiamo tutto il giorno per fargli conoscere il nuovo luogo, far sì che si ambienti e prenda i suoi punti di riferimento, per cui quando si addormenterà sarà tranquillo, perché, anche se si trova in un luogo diverso, sa che comunque è in un posto che conosce ed è con mamma e papà.

Esistono infine anche dei fattori comportamentali, come ad esempio la richiesta continua del ciuccio durante la notte, la richiesta insistente di acqua, il toccare la mano, l'orecchio o i capelli della mamma, e come detto nel capitolo precedente spesso si possono catalogare come una *strategia parallela*.

Altri risvegli comportamentali possono avvenire quando il bimbo più grandicello cerca il più possibile di attirare l'attenzione durante la notte. Questo è un segnale messo in atto per comunicare che durante il giorno il suo bisogno di attenzioni e affetto da parte dei genitori non è stato sufficientemente soddisfatto.

Tra i sette e i nove mesi i risvegli possono essere dovuti alla comparsa dell'ansia da separazione, perché il bambino inizia a capire che le persone a volte ci sono e a volte no. Capita quindi che quando il bimbo giochi tranquillo, ma che non appena perde di vista la madre scoppi a piangere.

A quell'età il bambino si spaventa facilmente perché ha paura di perdere il suo punto di riferimento più importante, cioè la mamma, quindi si tratta di uno dei momenti meno adatti per spostarlo dalla camera dei genitori in cameretta, perché ha bisogno di essere rassicurato ancora di più. Alle mamme che si trovano in questa fase suggerisco di riportare il lettino in camera dei genitori oppure se possibile di dormire per alcune notti in camera del bambino, affinché lui senta la presenza della mamma e si rassereni.

Se dopo aver dormito tutta la notte, il bambino si sveglia la mattina piangendo, vuol dire che avrebbe voluto dormire di più ma non riesce più a riaddormentarsi, quindi piange. Oppure potrebbe essere dovuto al fatto che si è addormentato in presenza di mamma e papà, ma al risveglio non li vede più e si spaventa. In questo caso è importante migliorare il momento dell'addormentamento e dell'uscita consapevole dalla stanza, come descritto nel passo 4 (lo *Start*).

Durante l'impostazione del metodo esiste anche il risveglio di controllo, che di solito avviene ogni sessanta minuti nelle prime ore del sonno, per cui se il bambino inizia a dormire alle nove, i risvegli avverranno verso le dieci, le undici e mezzanotte. Sono risvegli che il bambino fa per controllare dove siano mamma e papà, e se avete già iniziato ad impostare il metodo sono rapidi da risolvere, altrimenti potrete impiegare anche un'ora per riaddormentarlo. In alcuni casi è sufficiente entrare in camera, prenderlo in braccio, rassicurarlo con la nostra voce e la nostra presenza per poi rimetterlo giù e lui si riaddormenterà. Alle volte invece potrebbe essere necessario il supporto del cuscino o addirittura uscire dalla stanza e ripetere il giro dei saluti, qualora il bambino si svegli molto agitato e spaventato.

Esistono tanti motivi per cui i bambini si svegliano, il mio compito è aiutare voi a capire di quale si tratta così da potervi dare le indicazioni più adatte a fornire al piccolo gli strumenti per riaddormentarsi in autonomia.

In ogni caso, sappiate che l'andamento del sonno è spesso altalenante nei bambini, proprio perché è influenzato da molteplici fattori e soprattutto dalla stessa crescita.

SE IL BAMBINO SI SVEGLIA TROPPO PRESTO

Dopo aver appreso il metodo, è possibile che il bambino abbia ormai iniziato a dormire tutta la notte, ma al mattino si svegli sempre troppo presto, tra le cinque e le sei. Trascorrendo tanti anni a stretto contatto con i bambini, mi sono accorta che quelli sensibili/irritabili hanno bisogno di dormire più ore rispetto ad altre tipologie, come ad esempio gli eccitabili, che si ricaricano più velocemente e dormono meno, ma in ogni caso un bambino che si sveglia al mattino presto sarà un bambino stanco e nervoso durante il giorno ed esprimerà il bisogno di dormire già solo un paio di ore dopo essersi svegliato. La sveglia anticipata va inoltre ad influenzare la routine giornaliera che, come abbiamo già detto, è importantissima per trovare il giusto equilibrio.

Il bambino potrebbe svegliarsi troppo presto la mattina e non volere più dormire a causa della fame, perché magari è abituato a mangiare a quell'ora o semplicemente perché durante la giornata precedente non ha assunto il giusto apporto nutrizionale. In questo caso, potete dargli il biberon e rimetterlo a letto per poi rivedere appena possibile il suo piano alimentare insieme al pediatra, cercando di capire se ciò che mangia sia sufficiente e se la curva di crescita sia in linea con la sua età.

Un altro motivo di risveglio mattutino potrebbe dipendere dalla messa a letto troppo presto la sera precedente: se il bimbo è stato messo a letto alle 19:30, è normale che dopo dieci ore di sonno si svegli alle 5:30 del mattino. In questo caso, ha già soddisfatto il suo bisogno fisiologico di sonno e non avrebbe senso tentare di riaddormentarlo. Quello che potrebbe sembrare un problema di risveglio è in realtà una giornata non equilibrata. La soluzione quindi sta nel sistemare al meglio la routine quotidiana, specialmente l'aspetto pappa/nanna, in modo da posticipare l'ora della cena e di conseguenza la messa a letto, per far sì che il bimbo vada a dormire intorno alle 21:00. Dopo aver regolato la routine, il bambino tornerà a svegliarsi intorno alle sette del mattino, il giusto orario per cominciare una nuova giornata.

Tra le più frequenti ragioni di risvegli all'alba ci sono le richieste di attenzioni esclusive e l'abitudine a svegliarsi presto per continuare il sonno nel lettone con mamma e papà. Se il bambino è ancora piccolo lo sentirete chiamare la mamma, mentre se è già grandicello e cammina potrebbe decidere di venire spontaneamente da voi. Se volete cambiare questa abitudine, sarà necessario fare un passaggio molto graduale che vi terrà impegnati per diversi giorni consecutivi.

Come prima cosa dovrete comprendere perché il bambino sta chiedendo delle attenzioni esclusive che prima non c'erano. L'arrivo del fratellino? Siete più assenti da casa per motivi di lavoro? Instabilità familiari? Questi sono solo alcuni esempi, ma qualunque sia la motivazione non sentitevi responsabili: quello che conta è essere consapevoli dello stato emotivo del bambino per aiutarlo a risolvere il suo disagio momentaneo, prima di giorno attraverso la comunicazione e poi creando dei momenti esclusivi di gioco e di coccole con lui per soddisfare il suo bisogno di attenzioni. Se il bambino durante tutta la giornata è sereno e riceve tutte le attenzioni di cui ha bisogno, di certo non sentirà la necessità di cercarle né durante la notte né la mattina presto.

La nostra esperienza è iniziata nel luglio del 2018 quando abbiamo deciso di contattare Gabriella dopo mesi e mesi che il bambino non dormiva. A dire il vero nostro figlio non ha mai dormito, sin dalla prima notte in ospedale fino al momento in cui abbiamo chiamato Gabriella per aiutarci a cambiare la situazione, quando aveva appena compiuto diciotto mesi ed era già abbastanza grande.

La nostra situazione di partenza era questa: Francesco per addormentarsi impiegava almeno un'ora, un'ora e mezza e voleva essere cullato solo nel passeggino che utilizzavamo anche in casa, ovviamente in posizione orizzontale. Il passeggino era diventato il suo lettino. Tutta la notte io e mio marito ci alternavamo a spingere avanti e indietro il passeggino, facendogli bere biberon di latte o camomilla, ed i risvegli erano anche ogni venti, trenta minuti.

Quando abbiamo chiesto l'aiuto di Gabriella, per prima cosa ha voluto conoscere il bambino, poi ha fatto un'oretta di colloquio con me e mio marito e le abbiamo raccontato tutto dall'origine: il percorso travagliato per rimanere incinta, il suo concepimento, la sua nascita, il post nascita fino a quel momento. Dopo questo incontro preliminare abbiamo iniziato un percorso di due mesi in cui Gabriella è venuta a casa nostra, iniziando con il trascorrere insieme a noi tre giorni consecutivi; la prima volta è venuta nel pomeriggio e ha assistito alla nanna pomeridiana, poi ci siamo visti anche la sera.

All'inizio è stato impegnativo perché abbiamo dovuto far sparire il passeggino e introdurre un elemento completamente nuovo per mio figlio, cioè il lettino. È stata lei a indicarci il modello di lettino più corretto per la sua età, uno con le sbarre che potevano reclinarsi, e per me e mio marito si è aperto un nuovo mondo. Abbiamo scoperto che esisteva un metodo naturale, armonioso e divertente come il gioco per portare Francesco a rilassarsi e poi a dormire. Ancora oggi che ha tre anni compiuti lo mettiamo in atto tutte le sere e così facendo il momento di metterlo a dormire, che per me era il più brutto la notte era veramente diventata un incubo, avevo quasi paura di rimanere sola con lui, mi saliva l'ansia, non riuscivo più a gestire le mie emozioni e urlavo contro chiunque –adesso invece è diventato il più bel momento della giornata, perché dopo ore di lavoro e fatica posso rilassarmi anche io attraverso il gioco, l'intimità e la tenerezza con mio figlio.

Sin dalla prima notte con Gabriella, per Francesco è stata un'escalation di supernanne. Ora dorme dieci/dodici ore per notte senza mai svegliarsi, con un tempo di addormentamento di dieci/quindici minuti in totale autonomia dopo le coccole, il gioco della buonanotte o la fiaba insieme a noi genitori.

Detta così può sembrare che Gabriella sia la Mary Poppins della situazione, ma è molto di più perché invece di usare la magia per risolvere la situazione, fornisce ai genitori gli strumenti per farcela con le loro forze, trasmettendo loro le sue competenze, dato che loro specie con il primo figlio sono inesperti, ma soprattutto fa un grande lavoro sulla coppia, sul rapporto tra marito e moglie e sul diventare genitori. Il percorso ci ha portato a una riflessione sull'essere madre e l'essere padre, e soprattutto sul nuovo rapporto con il bambino con il quale finalmente riusciamo a comunicare.

Dal giorno che Gabriella è entrata in casa nostra, per qualsiasi problematica, come è stato per il pannolino o con l'inizio della scuola materna, ho imparato a parlare con mio figlio e ho scoperto che lui mi ascolta. Questo rapporto tra di noi, la nostra comunicazione, è di sicuro il risultato più bello che abbiamo ottenuto. Ora riusciamo a comunicare in un modo molto efficace, capisco le sue esigenze, riesco a sintonizzarmi con lui e credo di riuscirci anche quando lui non è presente.

Come ho già detto, non si tratta solo dell'atto fisico di riuscire ad addormentare il bambino, ma di tutto il percorso che porta a quel momento. Anche io e mio marito eravamo arrivati al limite come coppia in quel periodo, ma dopo aver ritrovato l'equilibrio del sonno del bambino anche il nostro rapporto è migliorato.

Il mio unico rimpianto è di non aver iniziato subito e di aver aspettato tanto ascoltando i consigli di genitori, parenti e amici che mi dicevano: «Poi passerà, tutti i bimbi dormono poco», «è solo un periodo…», fino ad arrivare al giorno *in cui lui aveva quasi due anni ed era ancora come il primo giorno in ospedale. In ogni caso, meglio tardi che mai. Gabriella ha cambiato totalmente la nostra gestione di Francesco e ancora adesso, dopo quasi due anni, riesco ad attingere dai suoi insegnamenti per applicarli anche ad altri campi, non solo a quello della nanna.*

CONCLUSIONE

Eccoci giunti alla fine di questo libro, che spero possa aiutarvi a migliorare la vostra vita e di conseguenza quella dei vostri figli.

È proprio questo il motivo per cui ho messo a punto il metodo ReSleeping®: aiutare più famiglie possibili nel delicato momento della nascita e crescita dei bambini, poiché credo nel fatto che un bambino sereno sarà un adulto migliore.

Sono sicura che alcuni di voi sono ancora scettici riguardo a quanto descritto, e sono talmente scoraggiati da pensare che nessun consiglio potrà cambiare la propria situazione, ma non è così. Ho assistito con i miei occhi a così tanti cambiamenti radicali da essere convinta che anche la condizione più disperata può essere risolta o almeno in parte sistemata. Dipende solo da noi e dal nostro impegno. Soprattutto dal fatto che ci crediamo oppure no, perché se metterete in pratica il metodo convinti che non funzionerà, è molto probabile che andrà proprio come pensate.

In ogni caso di sicuro non potrà mai essere qualcosa di negativo il sintonizzarvi e comunicare con vostro figlio e, anche se non risolverà il problema sonno, vi aiuterà a migliorare il vostro rapporto.

Prendete questo libro come un manuale sull'essere delle guide per i vostri figli e cercate di metterlo in pratica ogni giorno. Se li vedrete sereni e felici, vorrà dire che avrete portato a termine il vostro compito.

Se avete bisogno di una consulenza personalizzata potete contattarmi tramite il mio sito web **www.resleeping.com**, o se preferite apprendere il metodo in completa autonomia è possibile iscriversi al gruppo ReSleeping® MOMs, un gruppo privato dedicato al sonno del bambino di zero-tre anni. Ho creato questa community di mamme con l'intento di supportare i genitori, di trasferire loro tutte le mie competenze, ma soprattutto di aiutarli a migliorare il sonno del loro bambino con una naturale modalità di addormentamento.

Ogni settimana, tutti i lunedì sera alle 21:00 tengo una video call in diretta, dove in chat potete fare delle domande inerenti al tema della serata, o se preferite potete intervenire in video call con me per avere una conversazione più fluida. Il gruppo è aperto 7 giorni su 7 H24 e tutti gli iscritti possono accedere e consultare le numerose *Live* in archivio, ma anche confrontarsi con le altre mamme.

Per dare un maggiore supporto alle famiglie ho deciso di inserire, in diversi giorni della settimana, anche delle dirette con vari professionisti del settore come pediatri, psicologi, educatori, e altri ancora, ai quali potete esprimere i vostri dubbi e chiedere chiarimenti.

In tutti gli altri giorni in cui non sono in diretta potete sempre postare idee, spunti o chiedere qualcosa, sia con un post scritto, sia con un video: io rispondo personalmente a tutte le mamme.

Per rendere il gruppo un luogo sicuro, proteggerne la privacy, mantenere una giusta qualità del servizio e rispondere a tutte le mamme senza tralasciarne nemmeno una, ho deciso di rendere il gruppo privato, quindi visibile solo agli iscritti, e a numero chiuso. Per entrare è necessario inviarmi una candidatura. Per maggiori informazioni o per inviare la tua candidatura puoi visitare il mio sito web **www.resleeping.com** o utilizzare il QR code qui in basso.

Cari genitori, ricordate che non siete soli e che ci sono tante altre persone che stanno affrontando la vostra stessa battaglia. Non vi vergognate se qualcuno vi dà una mano, non pensate mai di essere cattivi genitori, non abbiate paura di chiedere aiuto.

Se non volete farlo per voi, fatelo per i vostri figli. Tutti loro meritano un'infanzia serena, per affrontare al meglio la vita che li aspetta.

LA MIA STORIA

Cara mamma,

se dopo aver letto questo libro vorrai mettere in pratica i miei consigli, è giusto che io ti parli anche un po' di me e di come sono arrivata alla definizione del metodo ReSleeping®.

Mi chiamo Gabriella Dellisanti, ho 46 anni, sono nata a Chivasso, ma vivo a Milano da più di dieci anni, lavorando prima come tata e poi come educatrice della prima infanzia, puericultrice e consulente del sonno dei bambini.

Quando mi trasferii a Milano volevo realizzare un progetto che mi permettesse di concentrarmi, oltre che sui bambini, come avevo fatto fino a quel momento, anche sui genitori, perché ero giunta alla conclusione che fosse l'intera famiglia ad avere bisogno di una guida esperta che l'aiutasse a crescere serenamente.

Il problema era che non conoscevo ancora nessuna famiglia e non sapevo da dove iniziare. Nell'attesa di trovare le persone giuste con cui sviluppare la mia idea, accettai un lavoro in un ambito a me familiare, cioè come organizzatrice di feste per bambini, ma dopo alcuni mesi e varie promesse di contratto mi ritrovai a spasso, come capita spesso con i lavori occasionali.

Quello fu il momento più difficile della mia vita.

Mi trovavo in una città nuova, senza conoscere nessuno, ma soprattutto senza un'attività lavorativa. Una mattina mi svegliai, dopo giorni di sconforto, con un pensiero fisso nella mente: *adesso è il momento! Devo realizzare il mio progetto.*

Guidata dal mio istinto e da una buona stella, decisi di cercare un lavoretto che non mi tenesse impegnata tutta la giornata, lasciandomi del tempo libero da dedicare al mio sogno. Quella stessa sera trovai un lavoro part-time in una pizzeria e approfittai delle consegne a domicilio per infilare nelle buche delle lettere dei volantini che pubblicizzavano la mia idea. Iniziai ben presto a fissare i primi incontri con le mamme per spiegare loro il mio progetto. Ma ancora non funzionava.

Tutti volevano una tata e nessuno sembrava aver bisogno di una consulente che li aiutasse a risolvere le problematiche dei loro bambini. Per cui, abbandonata la pizzeria, decisi di tornare a fare la tata, ma con un obiettivo ben preciso stavolta: comprendere il reale bisogno dei genitori, senza legarmi a nessuna famiglia con un contratto a lungo termine, per essere libera di sviluppare il mio sogno e allo stesso tempo rendere autonomi mamma e papà nel loro ruolo. Nel frattempo, avrei approfittato della mia professione per capire se i genitori fossero stati disposti a imparare a gestire i bambini in prima persona, anziché affidarli a qualcuno di esterno, e soprattutto quali fossero le problematiche che avevano più bisogno di risolvere nel rapporto con i loro figli.

Le risposte più frequenti erano i capricci, i problemi legati al cibo e, in *pole position*, i problemi legati al sonno. Sembrava che nella maggior parte delle famiglie fossero presenti bambini che dormivano poco e male e questo portava a un grosso squilibrio in casa.

Cominciai a documentarmi e a leggere ogni libro sull'argomento.

Molti genitori mi parlavano di Estivill, un famoso pediatra spagnolo che faceva dormire i bambini con un metodo da lui ideato, ma, alla fine della lettura del suo libro, capii che non ero in nessun modo in linea con quel metodo, perché non teneva conto né dei bisogni dei bambini né tanto meno di quelli dei genitori. Continuai con i miei studi e le mie ricerche per scoprire e conoscere tutto ciò che c'era da sapere sul sonno dei bambini e come poterlo migliorare. Alcuni metodi li sentivo molto lontani dalla mia sensibilità, mentre altri erano più nelle mie corde.

Ciò a cui tenevo di più era la serenità dei bambini, quindi non volevo assolutamente lasciarli piangere, anzi desideravo che si sentissero compresi, coccolati, aiutati. Nessuno dei metodi fino a quel momento conosciuti si avvicinava al mio pensiero, tranne quello di Tracy Hogg, che però non condividevo appieno perché trovavo assurdo continuare a mettere su e giù il bambino, anche cento volte, se persisteva nel pianto. "Ma dov'è la comunicazione?", continuavo a chiedermi. Sentivo che bisognava intervenire sulla causa primaria, altrimenti qualsiasi strategia sarebbe stata solo un mero palliativo che aiutava per un po', ma non risolveva il problema alla radice. Ripresi così gli studi, per mettere a punto un metodo più adatto che utilizzasse un approccio completamente differente.

Decisi di utilizzare il mio ruolo di tata per testare la mia idea e fin da subito mi accorsi che, seguendo i miei suggerimenti, non solo veniva risolto il problema del sonno, ma migliorava sensibilmente anche la relazione affettiva tra genitori e bambino. Le mamme erano più felici e i bambini più disponibili. Inoltre, mamma e papà si univano per collaborare.

Qualcosa stava accadendo, ma era ancora troppo poco.

La svolta avvenne nel 2010, dopo ben due anni dal mio trasferimento a Milano, per realizzare il mio sogno. Dopo avermi intervistato, la scrittrice Martina Rinaldi aveva inserito il mio nome nel suo libro sul sonno dei bambini.

Una lettrice, mamma di una meravigliosa bimba, dopo la lettura di quel libro mi contattò per chiedermi di andare di persona a casa sua per aiutarla. Solo dopo alcuni giorni trascorsi in quella famiglia ebbi l'assoluta consapevolezza che quella era la strada giusta per me: fornire alle famiglie una consulenza mirata sul sonno dei bambini.

Fortuna volle che quella mamma lavorasse come coordinatrice pedagogica di nidi e quindi fosse sempre a contatto con numerose famiglie, le quali ogni giorno continuavano a chiederle aiuto per il sonno.

Da quel momento il mio lavoro ha preso piede. Le mamme che finalmente risolvevano il problema del sonno lo raccontavano ad altre mamme, innescando una continua richiesta basata sulle referenze. Quale migliore pubblicità del passaparola?

E sono proprio loro, le famiglie con cui ho lavorato in questi dieci anni, che voglio ringraziare di cuore perché sono state le luci che hanno illuminato il mio cammino.

Ricordo ancora bene la frenesia di quei primi tempi.

Lavoravo e studiavo. Scrivevo appunti ogni giorno per capire se ci fossero degli elementi comuni su cui costruire il mio nuovo metodo. Grazie all'esperienza di educatrice al nido avevo imparato l'importanza dell'osservazione, ancor prima di diventare puericultrice. Mi resi sempre più conto, infatti, che alcune caratteristiche si ripetevano a seconda della tipologia di bambino. Sono così riuscita a delineare una serie di passi in grado di produrre dei cambiamenti nell'affrontare il sonno del bambino, e come questi possano variare, adattandosi a ogni tipologia di bambino e alla famiglia che vi si approccia, pur portando allo stesso risultato.

Più progredivo nello studio, più capivo che non potevo tenere per me ciò che stavo scoprendo. Volevo assolutamente insegnare al maggior numero di genitori possibile quello che avevo compreso, in modo da dare loro la possibilità di essere più autonomi e felici.

Nel 2016, dopo anni di sperimentazioni e di verifiche, nasce quindi il metodo ReSleeping®, un percorso chiaro e ben definito che aiuta mamma e papà nella risoluzione dei problemi legati al sonno dei bambini da zero a tre anni.

Negli ultimi dieci anni sono state tantissime le famiglie che hanno deciso di contattarmi per avere una consulenza personalizzata a casa, ma essendo sola, purtroppo non sono riuscita a soddisfare tutte le richieste e molte mamme sono rimaste in lista di attesa.

Era veramente frustrante per me non poter aiutare tutti!

Nel 2017, il mio compagno, stanco di sentirmi dire che volevo aiutare più famiglie, anzi tutte, ma che non avevo il tempo per farlo, un giorno mi disse: «Ho trovato la soluzione. Non preoccuparti, ci penso io».

Abile a muoversi con i computer e la tecnologia, decise di utilizzare Facebook come strumento di divulgazione del metodo per raggiungere e aiutare quante più famiglie possibili, così nello stesso anno nacque il primo gruppo in Italia dedicato al sonno del bambino: ReSleeping® MOMs. Tutto iniziò su Facebook con una sola e unica mamma, mentre oggi conta centinaia di iscritti.

In questo modo ho cominciato a diffondere a un numero sempre maggiore di genitori tutti i contenuti che riguardano il metodo ReSleeping®. Convinta che l'unione faccia la forza e che ognuno possiede il proprio campo specifico, ho cominciato a chiedere a diversi professionisti di far parte del mio gruppo per aiutare tutti insieme le famiglie in ambiti che non erano propriamente di mia competenza, come quelli riguardanti la psicologia o la pediatria. Negli ultimi anni si sono uniti al mio gruppo psicologi, educatori, dentisti, naturopati, pediatri e così via.

Ad oggi, ho conosciuto centinaia di famiglie sia di persona che tramite il gruppo ReSleeping® MOMs su Facebook e continuano ad arrivarmi testimonianze di mamme che, attraverso l'applicazione del metodo, non solo stanno migliorando il sonno dei loro bambini, ma anche il rapporto con i loro figli e con il loro partner.

Il mio sogno di dedicare la vita ad aiutare i bambini e le loro famiglie si è finalmente realizzato. Per cui grazie a tutti i genitori che mi hanno dato fiducia ad oggi, siete la mia seconda famiglia e quando ne avrete bisogno in me troverete sempre un valido supporto.

BIBLIOGRAFIA

BILBAO ÁLVARO, *El cerebro del niño explicado a los padres*, Barcellona, Plataforma Editorial, 2015, trad. it. *Il cervello del bambino spiegato ai genitori. Per far crescere i nostri figli nel modo migliore*, Milano, Adriano Salani editore, 2017.

BRAZELTON T. BERRY, *Touchpoints – Birth to 3*, New York, Perseus Books, 1992, trad. it. *Il bambino da 0 a 3 anni. Guida allo sviluppo fisico, emotivo e comportamentale del bambino*, Milano, Rizzoli, 2008.

FABER ADELE, MAZLISH ELAINE, *How to Talk So Kids Will Listen & Listen So Kids Will Talk*, Rawson, Wade Publishers, 1980, trad. it. *Come parlare perché i bambini ti ascoltino & come ascoltare perché ti parlino*, Milano, Arnoldo Mondadori Editore, 2014.

GOLEMAN DANIEL, *Emotional Intelligence*, New York, Bantam Books, 1995, trad. it. *Intelligenza emotiva. Che cos'è e perché può renderci felici*, Milano, Bur Rizzoli, 1996.

MARIANI ULISSE, SCHIRALLI ROSANNA, *Nostro figlio. Dal concepimento all'adolescenza, come aiutarlo a crescere con il metodo dell'educazione emotiva*, Milano, Arnoldo Mondadori Editore, 2014.

Nuzzo Salvatore, *Educare i figli con l'intelligenza emotiva*, Milano, Edizioni San Paolo, 2018.

Ottaviani Jim, Meconis Dylan, *Wire Mothers. Harry Harlow and the Science of Love*, Ann Arbor, G.T. Labs, 2007.

Pellai Alberto, *L'educazione emotiva. Come educare al meglio i nostri bambini grazie alle neuroscienze*, Milano, Fabbri Editori, 2016.

Siegel J. Daniel, Hartzell Mary, *Parenting from the Inside Out: How a Deeper Self-understanding Can Help You Raise Children who Thrive*, Los Angeles, Tarcher-Perigree, 2003, trad. it. *Errori da non ripetere. Come la conoscenza della propria storia aiuta a essere genitori*, Milano, Raffaello Cortina Editore, 2003.

Stern Daniel, "Intersubjectivity" in *The American Psychiatric Publishing Textbook of Psychoanalysis*, edited by Arnold M. Cooper, Ethel Spector Person, Glen O. Gabbard Washington, DC, American Psychiatric Press Inc, 2005, trad. it. "Intersoggettività" in *Psicoanalisi teoria-clinica-ricerca*, a cura di Arnold M. Cooper, Ethel Spector Person, Glen O. Gabbard, Milano, Raffaello Cortina Editore, 2006.

Sunderland Margot, *The science of parenting*, Londra, Dorling Kindersley, 2007, trad. it. *Il tuo bambino, come educarlo e capirlo. Guida pratica al benessere emozionale, al sonno, al pianto, al gioco*, Milano, Tecniche Nuove, 2007.

Tronick Edward, *The Neurobehavioral and Social-emotio-*

nal Development of Infants and Children, New York, W. W. Norton & Company, 2007, trad. it. *Regolazione emotiva. Nello sviluppo e nel processo terapeutico*, Milano, Raffaello Cortina Editore, 2008.